野外认采草药

彩色图鉴

主编 吴棣飞 蔡进章

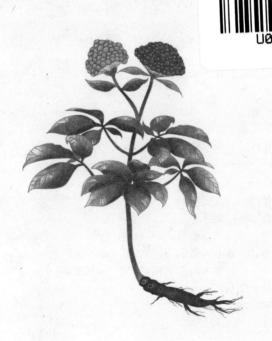

吉林科学技术出版社

图书在版编目（CIP）数据

野外认采草药彩色图鉴 / 吴棣飞，蔡进章主编
.-- 长春：吉林科学技术出版社，2023.9
ISBN 978-7-5578-9046-9

Ⅰ.①野… Ⅱ.①吴… ②蔡… Ⅲ.①中草药—图集
Ⅳ.① R282.7-64

中国版本图书馆 CIP 数据核字（2021）第 239547 号

YEWAI REN' CAI CAOYAO CAISE TUJIAN

野外认采草药彩色图鉴

主　　编　吴棣飞　蔡进章
策 划 人　张晶昱
出 版 人　宛　霞
责任编辑　蒋雪梅
封面设计　冬　凡
幅面尺寸　170 mm×240 mm
开　　本　16
印　　张　15
字　　数　96 千字
印　　数　1-20 000 册
版　　次　2023 年 9 月第 1 版
印　　次　2023 年 9 月第 1 次印刷

出　　版　吉林科学技术出版社
发　　行　吉林科学技术出版社
地　　址　长春市福祉大路 5788 号
邮　　编　130118
发行部电话 / 传真　0431-81629529　81629530　81629531
　　　　　　　　　　81629532　81629533　81629534
储运部电话　0431-86059116
编辑部电话　0431-81629518
印　　刷　三河市华成印务有限公司

书　　号　ISBN 978-7-5578-9046-9
定　　价　45.00 元

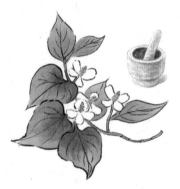

　　中国是中草药的发源地，在众多的野生植物中，有些种类既可作为野菜食用，又可作为中草药治病；有些种类具有食疗保健作用；有些种类则有毒或有剧毒，误食误用后会影响身体健康甚至危及生命。在几千年的历史发展进程中，人们对中草药的认识不断完善提高，积累了丰富的临床经验，形成了独特的祖国传统中医药文化，在当今化学药品高度发达的时代，中草药仍然占有十分重要甚至不可替代的地位。

　　本书共收录200余种中草药，介绍草药的科属、别名、产地、性味归经，以及通过根、茎、花、叶、枝、果实辨别中草药，为读者提供注意事项。每种中草药均配有彩色图片，便于读者对照彩色图片和文字描述识别中草药。本书可供从事中草药学教育、资源开发的人员及医药工作者和中草药爱好者参考使用。

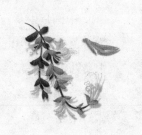

目录

野外认采草药彩色图鉴

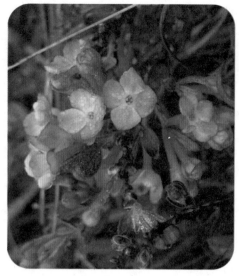

野外认采草药彩色图鉴

野外认采草药彩色图鉴

一枝黄花

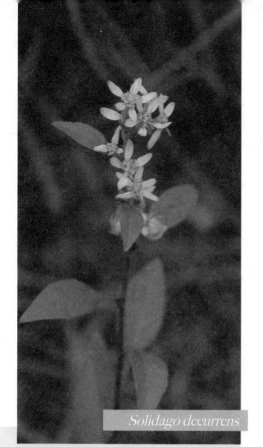

Solidago decurrens

科属 菊科一枝黄花属。

别名 蛇头王，满山黄，见血飞。

产地 主要分布在我国南方，江苏、浙江、四川、云南等地。

性味归经 味辛、苦，性凉。入肺、肝经。

形态特征

多年生草本。根状茎短粗，簇生淡黄色细根。茎直立，被毛，有棱线。单叶互生，叶片呈卵形、披针形或长椭圆形。下部楔形渐窄，形成具翅的柄，全缘或具不规则锯齿。头状花序较小，多数在茎上排列成总状花序，舌状花舌片椭圆形。瘦果细小，少数在顶端被疏毛。

采集与使用

采集加工： 秋冬季采收，洗净、晒干、切碎备用。

药用部分： 全草。

功效用途： 清热解毒。用于上呼吸道感染，咽喉肿痛，风热感冒，肺炎等。外用可治疗疮疖肿毒，毒蛇咬伤，跌打损伤。

使用方法： 水煎服；外用，鲜品捣烂敷患处。

注意事项

全草含有皂苷，家畜误食中毒会引起麻痹和运动障碍；孕妇忌服。

辨别要点

	一枝黄花	钝苞一枝黄花
茎	高 30~100 厘米，不分枝或中部以上有分枝	茎高超过 100 厘米，不分枝
花	总苞片 3 层，狭披针形或披针形，顶端急尖或渐尖	总苞片 3~4 层，长椭圆形，顶端圆形或圆钝
果实	瘦果长 3 毫米，极少数在顶端被稀疏柔毛	果较小一点，无毛

野外认采草药彩色图鉴

丁公藤

科属 旋花科丁公藤属。

别名 包公藤，麻辣仔藤。

产地 广东及沿海岛屿。

性味归经 味辛，性温；有小毒。入肝、脾、胃经。

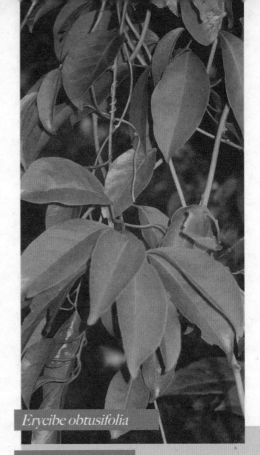

Erycibe obtusifolia

形态特征

常绿高大木质藤本。外皮灰黄色、浅棕褐色或灰褐色。小枝有棱，干后黄褐色。叶片呈倒长卵形或椭圆形，顶端钝，基部渐狭成楔形。叶脉在下面微突起。叶片革质，两面光滑无毛，全缘。聚伞状花序顶生或腋生，花冠白色，小裂片长圆形。浆果卵状椭圆形，熟时黑色。

辨别要点

	丁公藤	毛叶丁公藤
茎	小枝有棱，不被毛	枝圆柱形，密被栗色长柔毛
叶	叶片革质，倒长卵形或椭圆形，基部渐狭成楔形，两面光滑无毛	叶片纸质至近革质，椭圆形至长圆状椭圆形，基部钝或稍圆，上面无毛，下面沿脉被锈色长柔毛
花	聚伞状花序，花冠白色	花序圆锥状，多花，黄色，有香气

采集与使用

采集加工： 全年可采，切段或切片，晒干备用。

药用部分： 藤茎。

功效用途： 祛风止痛，舒筋活络，消肿止痛。用于风湿痹痛，跌打损伤，瘀滞肿痛等。

使用方法： 水煎服或浸酒内服；外用，浸酒外搽。

注意事项

❶ 本品具有强烈的发汗作用，身体虚弱者慎用；孕妇禁止服用。

❷ 光叶丁公藤的干燥藤茎作药材同一来源入药。

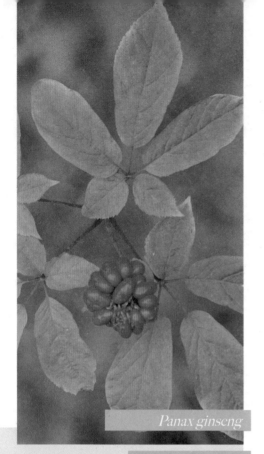
Panax ginseng

人参

科属 五加科人参属。

别名 人衔，棒槌，神草。

产地 主产于吉林、辽宁、黑龙江等地。山东、山西等地也有栽培。

性味归经 味甘，微苦，性微温。入脾、肺、心、肾经。

形态特征

多年生草本。根状茎短，长3~15厘米，长着许多须根。地上茎单生，无毛，基部有宿存鳞片。叶为掌状复叶，具柄，有纵纹。小叶片薄膜质，中央小叶片呈椭圆形至长状椭圆形；侧生小叶片卵形。伞形花序单生，淡黄绿色，花瓣5片。果实扁球形，鲜红色。

采集与使用

采集加工： 秋季采挖，洗净，晒干或烘干。

药用部分： 根及根茎。

功效用途： 大补元气，补脾益肺，生津，安神。用于气虚欲脱，脾虚食少，肾气亏虚，津伤口渴，失眠健忘，心悸怔忡，气血亏虚等。

使用方法： 入汤剂，单独用文火煎熬后，将参汁兑入其他药剂服用；亦可以研磨成粉状，吞服。

注意事项

不能和莱菔子、藜芦、五灵脂同用。

辨别要点

	人参	假人参
根	根状茎块状，直立或斜上，主根呈纺锤形或圆柱形	根状茎短，呈竹鞭状，横生，肉质根圆柱形
叶	掌状复叶3~6枚生于茎顶	掌状复叶3~6枚生于茎顶
花	伞形花序单个顶生，直径1.5厘米左右，花淡黄绿色	伞形花序单个顶生，直径约3.5厘米，花黄绿色

— 野外认采草药彩色图鉴 —

七叶一枝花

科属 百合科重楼属。

别名 重楼，七叶莲，草河车。

产地 四川、云南、贵州、西藏等地。

性味归经 味苦，性微寒。有小毒。入肝经。

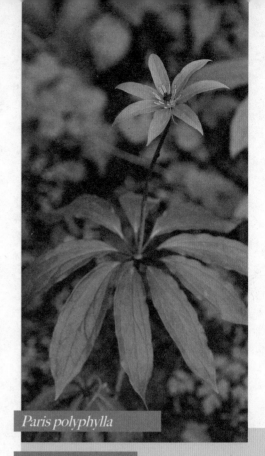

Paris polyphylla

形态特征

多年生草本。根状茎粗厚，密生须根。茎单一直立，通常带紫色。叶轮生，小叶片矩卵形、椭圆形或倒卵状披针形。夏秋间茎顶抽出花梗，开黄绿色花1朵。蒴果球形，紫色，3~6瓣裂开。

辨别要点

	七叶一枝花	花叶重楼
根	植株高大，根状茎粗厚	植株矮小，根状茎粗短
叶	叶片5~7枚轮生，小叶片矩卵形、椭圆形或倒卵状披针形	叶5~6轮生，叶片披针形或狭披针形，上面深绿色，下面紫褐色
花	外轮花被片4~6枚，长3~7厘米，内轮花被片稍长	外轮花被片3~4枚，长2~3厘米，内轮花被片较短

采集与使用

采集加工： 秋季采集，除去须根，洗净，晒干备用。

药用部分： 根茎（即重楼）。

功效用途： 清热解毒，息风定惊，消肿止痛。用于疗疮肿毒，肺痨久咳，咽喉肿痛，多种热毒症，蛇虫咬伤，惊风抽搐，跌打伤痛等。

使用方法： 水煎服；外用，捣敷或研末调敷。

注意事项

体虚者、无实火热毒者、孕妇、元气大伤者均忌服。

川楝

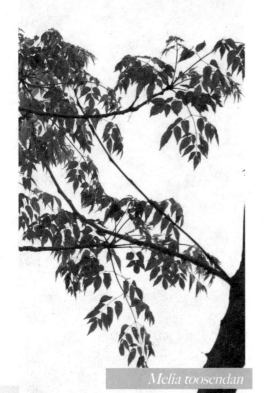

Melia toosendan

科属 楝科楝属。

别名 金铃子，楝实。

产地 我国南方各地均产，主产于四川、云南等地。

性味归经 味苦，性寒；有小毒。入肝、小肠、膀胱经。

形态特征

高大乔木。幼枝密被星状鳞片，老枝无鳞片，具皮孔。单数羽状复叶。羽片有小叶 4~5 对，先端渐尖，全缘或有不明显的钝齿。圆锥花序腋生，花密集，花瓣淡紫色，有 5~6 片，匙形。核果大，椭圆状或近球形，成熟后为淡黄色。

采集与使用

采集加工： 冬季果实成熟时采收，除去杂质，晒干。

药用部分： 成熟果实（即川楝子）。

功效用途： 行气止痛，疏肝泄热，杀虫。用于肝郁化火的痛证，如疝气痛，胸胁痛等，虫积腹痛。

使用方法： 水煎服；外用，研末调涂。

注意事项

本品有毒，不宜过量或持续使用；脾胃虚寒者慎用。

辨别要点

	川楝	苦楝
叶	叶为 2 回单数羽状复叶，小叶卵形或椭圆状披针形，长 4~10 厘米，宽 2~5 厘米	叶为 2~3 回单数羽状复叶，小叶卵形，椭圆形至披针形，长 3~7 厘米，宽 2~3 厘米
花	圆锥花序约为叶的 1/2，萼片 5~6 裂，花瓣匙形	圆锥花序约与叶等长，萼片 5 深裂，花瓣倒卵状匙形
果实	核果大，椭圆状或近球形，果核坚硬，内分 6~8 室	核果球形至椭圆形，内果皮肉质，4~5 室

野外认采草药彩色图鉴

川芎

科属 伞形科藁本属。

别名 山鞠芎，杜芎，胡芎。

产地 主产于四川，在湖北、湖南、贵州、甘肃等地多为栽培。

性味归经 味辛，性温。入肝、胆、心包经。

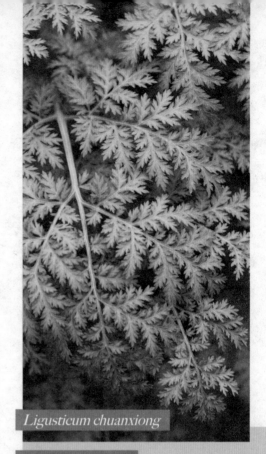

Ligusticum chuanxiong

形态特征 ▶ 多年生草本。茎直立，具纵条纹，上部多分枝，下部茎节膨大。叶片卵状三角形，羽状全裂，羽片卵状披针形。复伞形花序，倒卵形至心形花瓣，白色，先端具内折小尖头。幼果两侧扁压，槽内生有油管。

采集与使用

采集加工： 夏季茎上的节盘显著突出时采根茎，除去泥沙，晒干，再除去须根。

药用部分： 根茎。

功效用途： 祛风止痛，活血行气。用于月经不调，产后瘀痛，胸痹心痛，目赤肿痛，风湿痹痛等。

使用方法： 水煎服或研末吞服。

辨别要点

	川芎	尖叶藁本
根	根茎呈不规则结节状拳形团块，灰褐色或褐色	根茎发达，多为棕褐色
叶	叶片卵状三角形，羽状全裂	叶片宽卵状三角形，比川芎大，3回羽状全裂
果实	幼果两侧扁压	分生果背腹扁压，背棱凸起或呈翅状

注意事项 ────

阴虚火旺者、月经过多者慎用。

大花曼陀罗

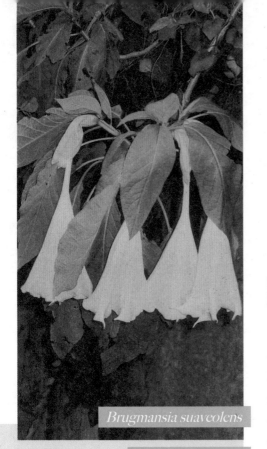

Brugmansia suaveolens

科属 茄科曼陀罗属。

别名 白花曼陀罗，洋金花。

产地 福建、云南、贵州、台湾、广东、广西等地。

性味归经 味辛，性温；有毒。入肺、肝经。

形态特征

常绿性大灌木。茎基部木质化，小枝灰白色。叶互生，具长柄，叶片卵形或广卵形，顶端渐尖，基部不对称，全缘或具不规则浅裂。花单生叶腋，花萼筒状，花冠白色，长漏斗状，向上扩大呈喇叭状。蒴果近球形或扁球形，疏生粗短刺，不规则瓣裂。

采集与使用

采集加工： 4—11月花初开时采花，晒干用。

药用部分： 干燥花。

功效用途： 麻醉，镇咳，镇痉止痛。用于哮喘咳嗽，风湿痹痛，跌打伤痛，慢性气管炎，小儿慢惊等；外科麻醉。

使用方法： 宜入丸、散剂；切碎和烟丝共卷成烟，燃烧吸，作为临时平喘用，每日2次，不可过量。

注意事项

孕妇禁用；痰热咳喘、青光眼、高血压及心动过速患者忌用。

辨别要点

大花曼陀罗	
花	花大而下垂，花萼为筒形。先端5裂，花冠呈喇叭形，白色
叶	叶有长柄，叶片卵形或广卵形，大约30厘米长，灰绿色，叶面有似天鹅绒状的毛
果实	蒴果近球状，疏生刺突

野外认采草药彩色图鉴

大蓟

科属 菊科蓟属。

别名 蓟，虎蓟，牛口刺。

产地 我国大部分地区均有分布。

性味归经 味甘、苦，性凉。入心、肝经。

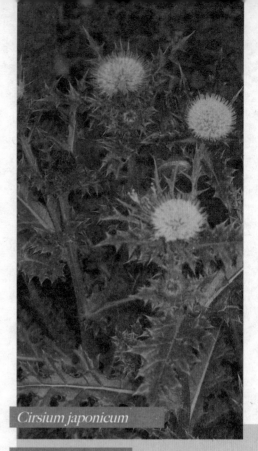

Cirsium japonicum

形态特征

多年生草本。块根纺锤状或萝卜状。茎直立，有条棱，被多细胞长节毛。叶片呈倒披针形或倒卵状椭圆形，羽状深裂，边缘有长直的裂齿针状锐刺。头状花序顶生，球形或椭圆形。花紫红色，管状形。果实椭圆形，冠毛浅褐色，基部联合成环。

采集与使用

采集加工： 夏秋季花开时采集地上部分，或秋末采根。除去杂质，晒干。

药用部分： 地上部分。

功效用途： 凉血止血，散瘀，解毒消痈。用于咯血，衄血，尿血，便血，疮痈肿毒，外伤出血，水火烫伤等。

使用方法： 内服，入汤剂；外用，研末调敷或者取鲜品捣汁外敷。

辨别要点

	大蓟
茎	茎直立，分枝或不分枝，有条棱，被多细胞长节毛
叶	叶的基部较大，向上逐渐变小，叶片呈倒披针形或倒卵状椭圆形，羽状深裂
花	头状花序大部分直立，少有下垂的，总苞片覆瓦状排列，向内层渐长

注意事项

脾胃虚寒而无瘀滞者忌服。

一 野外认采草药彩色图鉴 一

大青叶

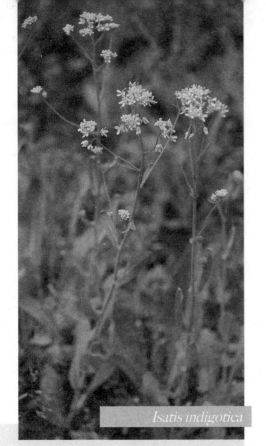

Isatis indigotica

科属 十字花科菘蓝属。

别名 板蓝根，菘蓝，大青。

产地 主产于河北、安徽等地。

性味归经 味苦，性寒。入心、胃经。

二年生草本。根呈圆柱形，稍扭曲，有纵皱纹和支根痕，根头部略膨大，周围有暗绿色残基。茎直立，顶部多分枝。叶片呈长椭圆形或长圆状倒披针形，蓝绿色，先端钝，全缘或微波状，基部渐狭下延至叶柄呈翼状。叶柄长4~10厘米，淡棕黄色。萼片宽卵形，花瓣黄白色。角果短，近长圆形，边缘有翅，种子淡褐色。

采集与使用

采集加工： 夏秋二季分2~3次采收，洗净，晒干。

药用部分： 叶。

功效用途： 清热解毒，凉血消斑。可用于温毒发斑，喉痹口疮，热毒泻痢，丹毒，痈肿，温病高热等。

使用方法： 水煎服。

注意事项

脾胃虚寒者忌用。

辨别要点

大青叶

叶子为蓝绿色，先端钝，长椭圆形或长圆状倒披针形。

野外认采草药彩色图鉴

大叶千斤拔

科属 豆科千斤拔属。

别名 千根不倒，千斤红。

产地 云南、四川、江西、福建、贵州等地。

性味归经 味甘，性温。入肺、肾、膀胱经。

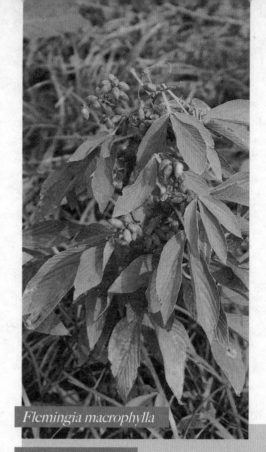

Flemingia macrophylla

形态特征 直立灌木。幼枝有明显纵棱，被柔毛。顶生小叶宽披针形至椭圆形，指状三复叶互生，先端尖，基部楔形。基出3脉，上面无毛，下面沿叶脉有贴生柔毛，叶柄有狭翅。总状花序腋生，花多而密集。蝶形花冠紫红色。荚果椭圆形，先端具小尖喙，种子1~2颗。

采集与使用

采集加工： 春秋二季采挖，洗净，切片，晒干用。

药用部分： 根。

功效用途： 祛风湿，强壮腰骨，健脾胃。用于腰肌劳损，气虚脚肿，风湿骨痛，劳伤久咳，咽喉肿痛，肾虚阳痿，坐骨神经痛，风湿性关节炎等。

使用方法： 水煎服或浸酒。

辨别要点

大叶千斤拔	
花	花萼钟状，花冠蝶形，紫红色，旗瓣长椭圆形，具短瓣柄和2耳
叶	叶具指状3小叶，纸质，长8~15厘米，宽4~7厘米，顶生小叶较大，侧生小叶稍小
果实	荚果长约1.5厘米，略被短柔毛，褐色

注意事项

大叶千斤拔和黄金桂合用可治久年风痛。

大叶紫珠

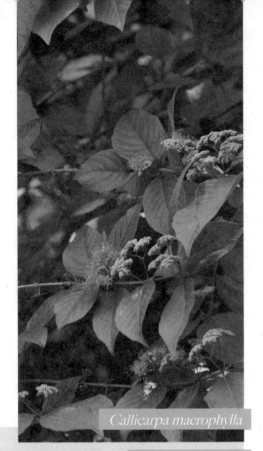

Callicarpa macrophylla

科属 马鞭草科紫珠属。

别名 紫珠叶，紫珠。

产地 广东、广西、云南、贵州。

性味归经 味辛、苦，性平。入肝、肺、胃经。

灌木或小乔木。小枝密被茸毛，近四方形。叶对生，叶片长椭圆形至椭圆状披针形，边缘具细锯齿，下面被白色茸毛，两面均有腺点。聚伞花序，苞片线形，花冠紫色，管状，先端4裂。果实小球形，熟时紫红色。

采集与使用

采集加工： 夏、秋季采摘，鲜用或晒干备用。

药用部分： 叶、嫩枝。

功效用途： 散瘀止血，消肿止痛。用于咯血，吐血，便血，外伤出血，皮肤溃烂等。

使用方法： 水煎服；外用，研末敷患处。

辨别要点

	大叶紫珠	毛紫珠
花	聚伞花序5~7次分歧，花冠紫色	聚伞花序紧密呈球形，4~5次分歧，花冠粉红色或红色
叶	叶片长椭圆形至椭圆状披针形，基部钝圆或宽楔形	叶片卵状椭圆形、宽卵形，基部骤狭呈楔形
果实	果实球形，被腺点和微毛，紫红色	果实球形，紫黑色

飞扬草

科属 大戟科大戟属。

别名 山大乳汁草，乳仔草。

产地 广西、福建、云南、浙江、江西等地。

性味归经 味辛、酸，性凉，有小毒。入肺、膀胱、大肠经。

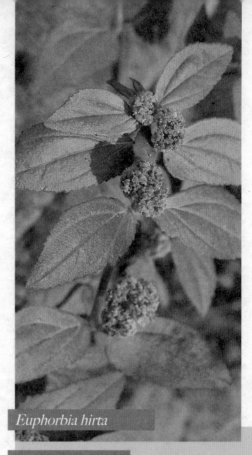

Euphorbia hirta

形态特征 一年生草本。茎黄褐色或淡红色，全株被毛。匍匐或倾斜生长，基部分枝，折断后有白色乳汁流出。叶对生，叶片呈椭圆状卵形或卵状披针形，边缘有小锯齿。聚伞花序，密集成头状。花绿色或淡紫红色。蒴果卵状三棱形，被短柔毛，成熟后分裂。

采集与使用

采集加工： 夏、秋二季采集，洗净，晒干备用。

药用部分： 全草。

功效用途： 祛风除湿，清热解毒，渗湿止痒，通乳。用于皮肤瘙痒，皮肤疹，湿性湿疹，体癣，脚癣，疱疹，湿热泄泻，乳腺炎，尿血，小便不利，缺乳，疔疮肿毒等。

使用方法： 水煎服；外用，煎水洗。

辨别要点

	飞扬草	通奶草
叶	叶片呈椭圆状卵形或卵状披针形，先端急尖，基部略偏斜	叶片狭长圆形或倒卵形，先端钝，基部圆形
花	花序在叶腋密集成头状，总苞钟状	花序数个簇生在叶腋或枝顶，总苞陀螺状

注意事项

体虚者少服，孕妇慎用。

广藿香

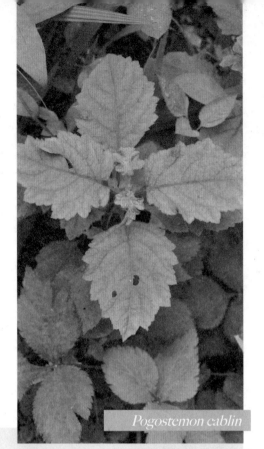

Pogostemon cablin

科属 唇形科刺蕊草属。

别名 藿香，刺蕊草，排香草。

产地 原产于菲律宾等热带地区，我国广州、福建、台湾、广西均有分布。

性味归经 味辛，性微温。入脾、胃、肺经。

多年生草本。揉碎后会产生浓郁香味。茎直立，上部多分枝，老枝粗壮，幼枝四棱形。叶对生，叶片圆形或阔卵形，先端短尖或钝，有粗锯齿缘，两面被毛。春至秋季开淡紫色花，轮伞花序密集成穗状花序，顶生或腋生。花冠紫色，4裂。小坚果近圆形，稍压扁。

采集与使用

采集加工： 全年可采，洗净，切段，晒干。

药用部分： 地上部分。

功效用途： 清热解毒，发表解暑，开胃止呕，芳香化浊。用于感冒暑湿，头痛，湿阻中焦，胸脘痞闷，恶心，呕吐，腹痛下痢，口臭，口腔炎，喉咙发炎，手足癣等。

使用方法： 水煎服，或入丸散；外用，煎水含漱或研末调敷。

注意事项

无实邪热者少用。本品含有挥发油，不宜久煎。

辨别要点

	广藿香
花	花朵密集排列成穗状花序，花萼筒状，5齿，花冠紫色，4裂
叶	叶片阔卵形，长2~10厘米，宽2.5~7厘米，先端钝或急尖，边缘具不规则齿裂
果实	小坚果近圆形

野外认采草药彩色图鉴

马鞭草

科属 马鞭草科马鞭草属。

别名 铁马鞭，狗牙草，紫顶龙芽。

产地 全国大部分地区均产，主产于湖北、江苏、广西等地。

性味归经 味苦，性凉。入肝、脾经。

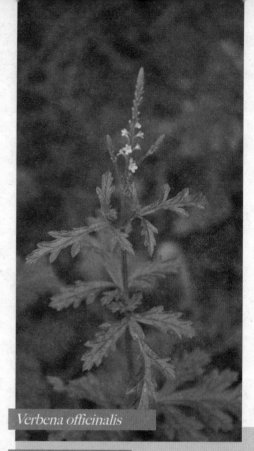

Verbena officinalis

形态特征

多年生草本。茎细长，呈四方形，多分枝，四面有纵沟，节和棱上被硬毛，上面绿褐色。叶对生，3深裂，边缘有粗锯齿。叶片卵圆形或长圆状披针形，两面均被硬毛。穗状花序细长，有多数小花，花冠淡紫至蓝色。果实长圆形，成熟时4瓣裂。

采集与使用

采集加工： 6—8月花开时采割，洗净，切段，晒干备用。

药用部分： 地上部分。

功效用途： 清热解毒，活血散瘀，退黄，截疟，利水消肿。用于喉痹，乳痈，水肿，痛经经闭，黄疸，疟疾。

使用方法： 水煎服。

辨别要点

	马鞭草
茎	茎呈四方形，有纵沟，棱上有硬毛
花	穗状花序细长，淡紫至蓝色小花，开始时密集，结果实的时候疏离
果实	果实成熟后会裂开，小坚果长圆形

注意事项

孕妇忌服；脾阴虚而胃气虚弱者勿用。

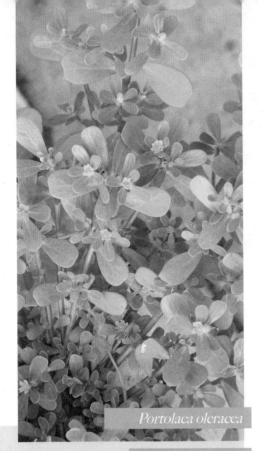

Portolaca oleracea

马齿苋

科属 马齿苋科马齿苋属。

别名 马齿草，五行草，长命草。

产地 全国各地均产，均为野生。

性味归经 味酸，性寒。入肝、大肠经。

一年生肉质。茎圆柱形，多分枝，伏地铺散着生长，淡绿色或带暗红色。叶互生或对生，叶片倒卵形，如马齿状，先端钝平或微缺，上面暗绿色，下面淡绿色或带暗红色。中脉隆起，叶柄短粗。花较小，黄色，近轮生。蒴果卵球形，盖裂，内含细小种子多数。

采集与使用

采集加工： 夏、秋二季采收，除去残根和杂质，洗净，略蒸或烫后晒干备用。

药用部分： 地上部分。

功效用途： 清热解毒，凉血止痢。用于热毒血痢，昆虫咬伤，崩漏便血，痔血，痈肿疔疮。

使用方法： 水煎服；外用，捣烂敷患处。

注意事项

脾胃虚寒，肠滑作泄者忌服。

辨别要点

	马齿苋	四瓣马齿苋
花	花常3~5朵生于枝顶，花瓣呈倒卵形，黄色，5片	花单生于枝端，有4~5片轮生叶围着，花瓣长圆形或宽椭圆形，4片
叶	叶互生或对生，肥厚扁平，叶片倒卵形，先端钝平或微缺	叶对生，扁平，叶片卵形或卵状椭圆形，顶端钝或急尖
果实	蒴果卵球形，种子多数，黑褐色	蒴果球形，黄色，果皮膜质，种子黑色

一 野外认采草药彩色图鉴 一

马兜铃

科属 马兜铃科马兜铃属。

别名 水马香果，臭铃铛，蛇参果。

产地 主产于江苏、浙江、安徽、湖北等地，均为野生。

性味归经 味苦，性微寒。入肺、大肠经。

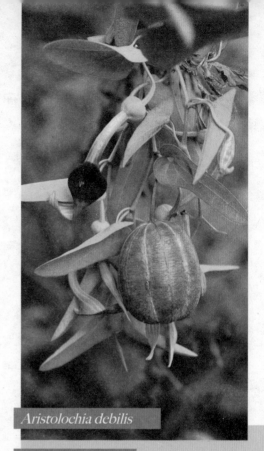

Aristolochia debilis

形态特征

多年生藤本。茎暗紫色或绿色，较柔弱。叶互生，纸质，叶片呈卵状三角形、长圆状卵形或戟形，基部心形。花单生或2朵生于叶腋，花被片基部膨大呈球形，向上收缩呈一狭管，管口扩大呈漏斗状。蒴果近球形，具6棱，黄绿色，种子边缘有翅。

采集与使用

采集加工： 秋季果实由绿色变黄时采收，晒干。

药用部分： 果实。

功效用途： 清肺化痰，清肠消痔，止咳平喘。用于痔疮肿痛，痰中带血，肺热咳嗽等。

使用方法： 水煎服；外用，煎水熏洗。

辨别要点

	马兜铃	北马兜铃
叶	叶片卵状三角形、长圆状卵形或戟形，顶端钝圆或短渐尖	叶片卵状心形或三角状心形，顶端尖或钝，上面绿色，下面浅绿色
果实	蒴果近球形，果梗撕裂成6条，种子钝三角形，淡棕色	蒴果宽倒卵形或椭圆状倒卵形，果梗下垂，种子三角状心形，灰褐色

注意事项

❶ 本品苦寒，易伤胃气，脾虚者忌用；孕妇、婴幼儿及肾功能不全者禁用。

❷ 马兜铃科植物北马兜铃的干燥果实也叫马兜铃。主要产于东北、华北以及河南等地。

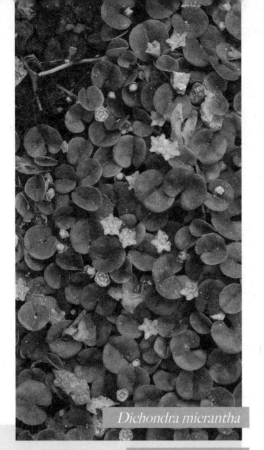

Dichondra micrantha

马蹄金

科属 旋花科马蹄金属。

别名 落地金钱，荷包草，黄疸草。

产地 我国长江以南各地。

性味归经 味苦、辛，性凉。入肺、肝、大肠经。

形态特征

多年生纤弱伏地草本。茎细长，被短柔毛，节上生根。单叶互生，叶片呈圆形乃至肾形，先端微缺或宽圆形，叶下面贴生短柔毛。春至夏间开白花或略带黄色，花朵细小，腋生。蒴果近球形，较小，种子黄色至褐色。

采集与使用

采集加工： 全年均可采集，洗净，晒干备用。

药用部分： 全草。

功效用途： 清热利湿，解毒消肿，祛风利水。用于痢疾，水肿，急性黄疸型肝炎，虚劳发热，湿热黄疸，跌打损伤，疔疮肿毒等。

使用方法： 水煎服；外用，捣敷。

辨别要点

	马蹄金
花	萼片倒卵状长圆形至匙形，下面及边缘被毛，花冠深5裂，黄色
叶	叶片肾形至圆形，直径4~25毫米，具长柄，先端宽圆形或微缺，基部阔心形，远看像铜钱
果实	蒴果较小，近球形

注意事项

胃寒者慎用，且本品不适合长时间服用。

马兰

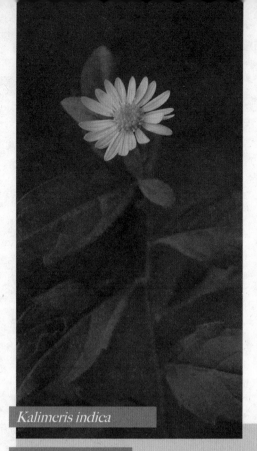

Kalimeris indica

科属 马鞭草科马鞭草属。

别名 开脾草，田边菊，路边菊。

产地 全国各地均有分布。

性味归经 味辛，性凉。入肝、胃、肺、大肠经。

形态特征 多年生草本。地下根茎，匍匐平卧。茎直立，上部分枝多。叶互生，叶片倒披针形或倒卵状长圆形，先端尖，粗锯齿缘。秋天开花，头状花序顶生，总苞半球形，舌状花浅紫色，中心黄色。瘦果倒卵状长圆形，扁平被微毛。

采集与使用

采集加工： 夏秋采全草，洗净，鲜用或晒干备用。

药用部分： 全草。

功效用途： 清热解毒，散结利尿，消积杀虫，消肿止血。用于胃病，肾炎，小儿发育不良，咽喉肿痛，痈肿疮疡，二便不通，便血，肝炎，支气管炎，感冒发热，小便淋痛等。

使用方法： 水煎服或捣汁服；外用，捣敷或煎水熏洗。

辨别要点

	马兰
茎	头状花序单生，总苞半球形，苞片2~3层，覆瓦状排列，花托圆锥状，花瓣浅紫色
叶	叶片多数长3~6厘米，宽0.8~2厘米，倒披针形，基部渐狭成具翅的长柄，上部叶小，全缘，叶稍薄质
果实	瘦果扁平，褐色，被腺点和短柔毛

注意事项

萎缩性胃炎患者不宜服用，孕妇慎用。

野外认采草药彩色图鉴

马缨丹

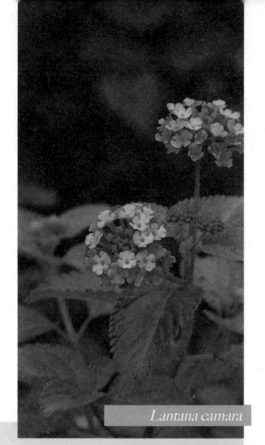

Lantana camara

科属 马鞭草科马缨丹属。

别名 五色梅，红花刺，臭草。

产地 原产于美洲热带地区，我国广东、海南、台湾、福建等地均有栽培。

性味归经 味苦，性寒；有小毒。入大肠经。

形态特征

常绿灌木。茎四棱形，有钩刺，稍被毛。单叶对生，揉碎后有强烈臭气，叶片多为卵形，顶端急尖或渐尖，叶面粗糙具短柔毛，下面具小刚毛。全年开花，花序腋生，有红、黄、橙、白色多种颜色，有臭味。果实球形，成熟时紫黑色，如黑豆大。

采集与使用

采集加工： 全年可采根，洗净，晒干备用。

药用部分： 根。

功效用途： 祛风利湿，清热解毒，散结止痛。用于感冒，热病高热，风火牙痛，风湿骨痛等。

使用方法： 水煎服。

注意事项

不可过量服用，以免导致头晕、呕吐的不良反应；孕妇忌服。

辨别要点

	马缨丹
花	全年开花，花颜色多样，花冠高脚碟状，有臭味
叶	叶片多卵形，长 3~8 厘米，宽 1~5 厘米，边缘有钝齿，上面粗糙，被短毛
果实	果实球形，熟后为紫黑色，直径约 4 毫米

野外认采草药彩色图鉴

女贞

科属 木犀科女贞属。

别名 冬青，蜡树，白蜡树。

产地 主产于浙江、江苏、湖南、江西等地。

性味归经 味甘、苦，性凉。入肝、肾经。

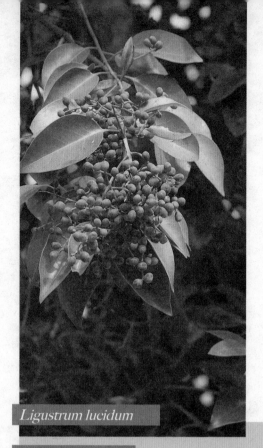

Ligustrum lucidum

形态特征 灌木或乔木，树皮灰褐色，小枝黄褐色或紫红色。叶片革质，卵形或椭圆形，先端锐尖，基部近圆形，两面无毛。圆锥花序顶生，小苞片线形或披针形，花冠管状。果实卵形，椭圆形或肾形，上面黑紫色或灰紫色，种子肾形。

采集与使用

采集加工： 冬季果实成熟采收，去掉枝叶，摘下果实，晒干即可。

药用部分： 果实（即女贞子）。

功效用途： 滋肝补肾，乌须明目。用于须发早白，肝肾阴虚，腰膝酸软，健忘耳鸣，头晕目暗。

使用方法： 水煎服，或入丸散。

辨别要点

	女贞
茎	小枝圆柱形，疏生圆形或长圆形皮孔
叶	叶片常绿，长6~17厘米，宽3~8厘米，具柄
花	圆锥花序，花序轴紫色或黄棕色，基部苞片常与叶同型，花萼无毛柔毛

注意事项

脾胃虚寒者忌用。

三白草

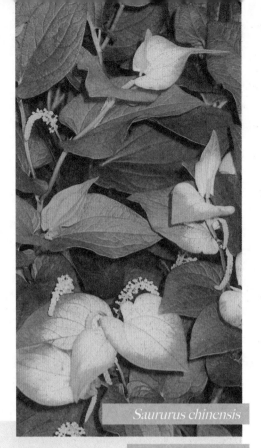

Saururus chinensis

科属 三白草科三白草属。

别名 水牛草，白面姑。

产地 河北、山东及长江流域。

性味归经 味甘、辛，性寒。入肺、膀胱经。

多年生草本。地下茎上有小须根，茎卜部伏地，节上生根，上部直立。单叶互生，叶片卵状披针形或卵形，先端渐尖，基部心形。基部略抱茎，全缘，两面无毛。总状花序顶生，与叶对生。花两性，无花被，自花苞基部出。蒴果近球形，上面多疣状凸起。

采集与使用

采集加工： 全年均可采收。洗净，切段，晒干备用。

药用部分： 地上部分。

功效用途： 清热解毒，利尿消肿，消炎退黄。用于肝炎，水肿，泌尿感染，小便不利，带下；外治疮伤肿毒，皮肤湿疹。

使用方法： 水煎服；外用，鲜品捣汁或煎水洗。

注意事项

脾胃虚寒者忌用。

辨别要点

	三白草
花	花序轴密被短柔毛，苞片近匙形，上部圆，下部线形
叶	叶片卵状披针形或卵形，先端渐尖，茎顶端花序下的2~3片叶子在花期变为白色，像花瓣一样
果实	果实上面多疣状凸起

野外认采草药彩色图鉴

三七

科属 五加科人参属。

别名 山漆，血参，金不换。

产地 主产于云南和广西，多为栽培，贵州、江西等地也有生产。

性味归经 味甘，微苦，性温。入肝、胃经。

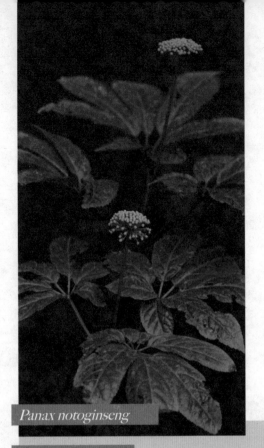

Panax notoginseng

形态特征

多年生草本。根状茎短，顶端有茎痕，周围有瘤状凸起。茎直立，单生，有纵条纹。掌状复叶具长柄，3~6片轮生茎顶。小叶片长圆形或倒卵状长圆形，边缘具细锯齿，两面脉上均有刚毛。伞形花序顶生，花黄绿色，5瓣。果实扁球形，熟时红色。

采集与使用

采集加工： 秋季花开前，选生3~7年以上者，挖取根部，洗净，将主根、支根和根状茎分开，晒干。

药用部分： 根和根茎。

功效用途： 化瘀止血，消肿定痛。用于吐血衄血，血痢，外伤出血，跌打损伤，瘀血肿痛等。

使用方法： 水煎服，或入丸散，研末吞服；外用，磨汁外涂或者研末调敷。

辨别要点

	三七	姜状三七
根	主根呈类圆锥形或圆柱形，多支根和分枝	地下茎匍匐生长，肉质根姜块状
叶	小叶片椭圆倒卵形或长圆披针形，边缘具细密锯齿	小叶片长椭圆形倒卵状，边缘有重锯齿
果实	果实扁球形，熟时红色	果实卵圆形，熟时变为黑色

注意事项

开花前采挖，采制时剪去较粗的支根；孕妇慎用。

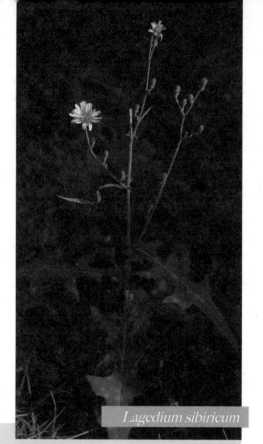

Lagedium sibiricum

山莴苣

科属 菊科山莴苣属。

别名 山苦菜，野生菜。

产地 除西北地区外，全国各地均有分布。

性味归经 味苦，性寒。入肺经。

形态特征

二年生或多年生草本。茎光滑无毛，多单生，常淡红紫色。上部有分枝，折后有白乳汁。叶片形状各异、条形、长椭圆状披针形或披针形，全缘或羽状裂。头状花序，舌状小花约20枚，总苞片3~4层，小花淡黄色或白色。瘦果椭圆形，压扁，具白色冠毛。

采集与使用

采集加工： 春、夏二季采集，鲜用或晒干用。

药用部分： 全草。

功效用途： 清热解毒，活血止痛。用于咽喉肿痛，肠痈，产后瘀血腹痛，痔疮出血，疮疖肿毒等。

使用方法： 水煎服；外用，鲜品捣敷。

注意事项

阴疽症者不宜用。

辨别要点

山莴苣	
花	头状花序，含舌状小花约20枚，在茎枝顶端排列成伞状圆锥花序
叶	叶片两面光滑无毛，中下部茎叶披针形、长椭圆形，顶端渐尖，基部收窄，边缘羽状裂或几近全缘
果实	瘦果椭圆形，压扁，有白色冠毛

山楂

科属 蔷薇科山楂属。

别名 山里红果，酸梅子，鼠查。

产地 主产于河南、山东、河北等地，野生和栽培均有。

性味归经 味酸、甘，性微温。入脾、胃、肝经。

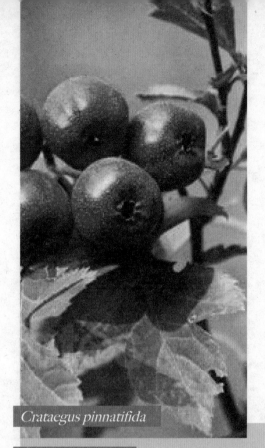

Crataegus pinnatifida

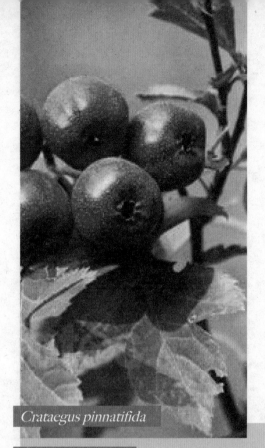

形态特征

落叶乔木。叶片三角卵形或宽卵形，两侧各3~5羽状深裂，裂片卵状披针形，边缘具不规则重锯齿。伞形花序，多花，白色花瓣。果实近球形或梨形，深红色，上面具浅色斑点。果核3~5粒，外面稍具棱。萼片脱落迟，在先端留下一个圆形的深洼。

采集与使用

采集加工： 秋季果实成熟时采收，切片，晒干。

药用部分： 果实。

功效用途： 消食化积，行气散瘀，化浊降脂。用于肉食积滞，泻痢腹痛，疝气疼痛，痛经，产后瘀阻。

使用方法： 水煎服；鲜果也可以生吃。

辨别要点

	山楂	山里红
叶	叶片长5~10厘米，宽4~7.5厘米，两侧各3~5深裂	叶片比山楂的叶子大，分裂较浅
果实	果实近球形或梨形，直径1~1.5厘米	果形较大，直径可达到2.5厘米

注意事项

脾胃虚弱者慎用。

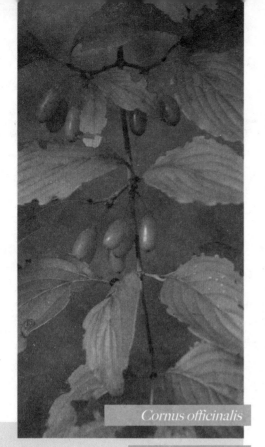

Cornus officinalis

山茱萸

科属 山茱萸科山茱萸属。

别名 蜀枣，肉枣，山萸肉。

产地 主产于浙江、河南、安徽、陕西、山西、四川也产。

性味归经 味酸、涩，性微温。入肝、肾经。

采集与使用

采集加工： 秋末冬初果皮变红时采收果实，用文火烘焙或放入沸水中略烫，除去果核，晒干。

药用部分： 果实。

功效用途： 补肝益肾，敛汗固脱，涩精缩尿。用于头晕耳鸣，阳痿不举，遗精滑精，崩漏下血，大汗虚脱，腰膝酸痛。

使用方法： 水煎服，或入丸剂。

注意事项

命门火炽，素有湿热，小便淋涩者不宜服用。

形态特征

落叶小乔木。叶对生，叶片呈卵状椭圆形或卵状披针形，先端渐尖，基部宽楔形，上面无毛、绿色，下面浅绿色、被白毛。伞形花序，花较小，先叶开放。花瓣舌状披针形，黄色。核果长椭圆形，红色至紫红色，果核骨质，狭椭圆形。

辨别要点

	山茱萸	川鄂山茱萸
茎枝	树皮灰褐色，小枝细圆柱形，无毛或被贴生短柔毛	树皮黑褐色，幼时枝为紫红色，密被短柔毛；老时褐色，无毛
叶	叶片呈卵状椭圆形或卵状披针形	叶片卵状披针形至长椭圆形，较山茱萸叶大
花	总苞片卵形带紫色，花瓣舌状披针形，核果红色至紫红色	总苞片4，椭圆形或阔卵形，花瓣披针形，核果紫褐色至黑色

野外认采草药彩色图鉴

千里光

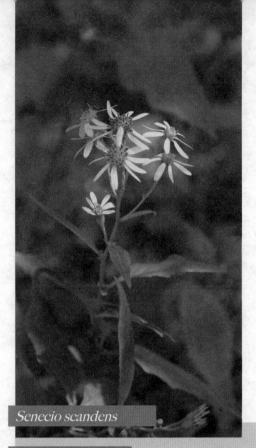

Senecio scandens

科属 菊科千里光属。

别名 千里明，眼明草。

产地 主产于浙江、江苏、广西、四川等地。

性味归经 味苦，性寒。入肺、肝经。

形态特征

多年生攀缘草本。茎弯曲，多分枝，有纵棱，被白色柔毛。叶片呈卵状披针形或长三角形，顶端渐尖，基部截形或戟形，边缘具不规则锯齿。头状花序，总苞呈圆柱状钟形，具外层苞片，花黄色至棕色。瘦果圆柱形，被柔毛，冠毛白色。

辨别要点

	千里光	闽千里光
茎	茎伸长，弯曲，长约2~5米，被柔毛，老时变木质	茎直立或稍斜升，弯曲，高达70厘米，无毛
叶	叶具柄，卵状披针形或长三角形，具不规则锯齿	茎生叶无柄，叶片长圆状椭圆形，羽状全裂，具细疏齿
花	舌状花多数，排列成复聚伞圆锥花序	舌状花少数，排列成疏生伞房花序

采集与使用

采集加工： 夏、秋季采收，扎成小把或切段，晒干备用。

药用部分： 地上部分。

功效用途： 清热解毒，明目利湿。用于目赤肿痛，痈肿疮毒，泄泻痢疾，皮肤湿疹等。

使用方法： 水煎服；外用，煎水熏洗。

注意事项

中寒泄泻者不能服用。

野外认采草药彩色图鉴

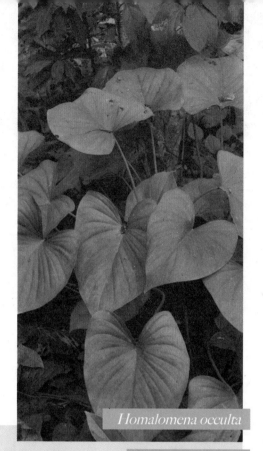

Homalomena occulta

千年健

科属 天南星科千年健属。

别名 千年见，一包针。

产地 主产于云南、广西等地。

性味归经 味苦、辛，性温。入肝、肾经。

形态特征

多年生草本。根茎匍匐，细长。根圆杜形，肉质，密被短茸毛，须根较少，呈纤维状。鳞叶线状披针形，向上渐狭。叶片箭状心形或心形，先端骤狭渐尖，侧脉平行向上斜升。肉穗花序生在鳞叶的叶腋，佛焰苞绿白色。花单性，无花被。种子长圆形，褐色。

采集与使用

采集加工： 春、秋二季采挖，洗净，晒干。

药用部分： 根茎。

功效用途： 祛风湿，强筋骨，消肿止痛。用于风湿痹痛，筋骨无力，拘挛麻木，腰膝冷痛，痈疽疮毒等。

使用方法： 水煎服或浸酒；外用，研末调敷。

注意事项

阴虚内热者慎服，不宜和莱菔同服。

辨别要点

	千年健
根	根茎匍匐，直径1.5厘米左右，密被淡褐色短茸毛，须根呈纤维状
叶	茎生叶箭状心形，长15~30厘米，全缘，侧脉平行上升
花	雄花序长2~3厘米，雌花序长1~1.5厘米，佛焰苞管部宿存

土茯苓

科属 百合科菝葜属。

别名 草禹余粮，刺猪苓。

产地 主产于广东、浙江、四川、湖北、湖南等地，均为野生。

性味归经 味甘、淡，性平。入肝、胃经。

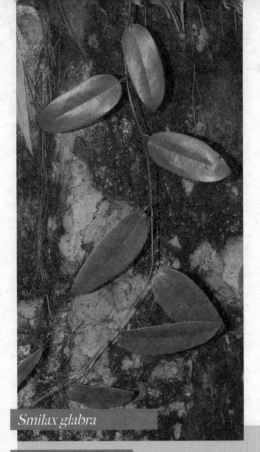

Smilax glabra

形态特征

攀缘灌木。根状茎粗厚，有结节状隆起，多须根。叶片革质，椭圆状披针形至狭卵状披针形，先端渐尖，下面常被白粉。具柄，近基部有开展的叶鞘，叶鞘先端变成2条卷须。伞形花序，花序托膨大，花小，绿白色。浆果球形，具粉霜，熟时紫黑色。

采集与使用

采集加工： 夏、秋二季采挖，除去须根，洗净，晒干；或者新鲜时切成薄片，晒干。

药用部分： 根茎。

功效用途： 解毒除湿，通利关节。用于肢体拘挛，湿疹瘙痒，淋浊带下，瘰疬，痈肿等。

使用方法： 水煎服。

辨别要点

	土茯苓	弯梗菝葜
茎	枝条光滑，无刺	枝条稍具槽或钝棱，无刺
叶	叶片革质，椭圆状披针形至狭卵状披针形，具狭鞘，有卷须	叶片薄纸质，椭圆形或卵状椭圆形，具半圆形的膜质鞘，无卷须
果实	浆果球形，具粉霜	浆果球形，果梗下弯

注意事项 ————

肝肾阴亏者慎服。

小驳骨

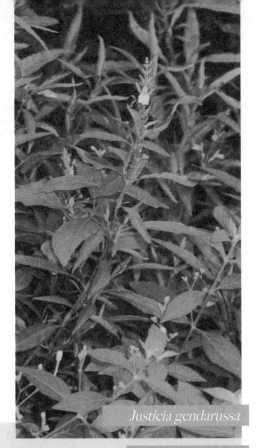

Justicia gendarussa

科属 爵床科驳骨草属。

别名 驳骨丹，小接骨，接骨筒。

产地 我国台湾、福建、广东、海南、广西等地。

性味归经 味辛，性温。入肾、肝经。

多年生草本或亚灌木。茎节部膨大，嫩枝常深紫色。叶对生，叶片呈披针形，有短柄，先端渐尖，基部渐狭。穗状花序顶生，花乳白色或带粉红色，花冠唇形。春夏间开花，每花有1对小苞片。蒴果棒状，长约1.2厘米。

采集与使用

采集加工： 全年可采集，洗净，晒干备用。

药用部分： 地上部分。

功效用途： 祛风湿，续筋接骨，祛瘀止痛。用于跌打扭伤，风湿性关节炎，骨折，风湿骨痛，血瘀经闭，产后腹痛等。

使用方法： 水煎服。

注意事项 ————

不宜过量使用，否则将使体温下降、腹泻等；孕妇忌服。

辨别要点

	小驳骨
花	穗状花序顶生，上部花密集，苞片对生，在花下部的1~2对呈叶状，花冠上唇长圆状卵形，下唇3浅裂
叶	叶片披针形，纸质，长5~10厘米，中脉粗大，在下面有凸起
果实	蒴果棒状，无毛，约长1.2厘米

野外认采草药彩色图鉴

小飞蓬

科属 菊科飞蓬属。

别名 破布艾，臭艾。

产地 原产于南美洲，我国南北各省均有分布。

性味归经 味微苦、辛，性凉。入肝、胆、胃、大肠经。

形态特征 → 一年生草本。根呈纺锤状，茎直立，具棱，有纵纹。基部叶片呈倒披针形，顶端尖，中上部叶片较小，线状披针形或线形。头状花序，总苞近圆柱状，总苞片线形。外围舌状花白色，中央管状花淡黄色。瘦果线状披针形，具冠毛。

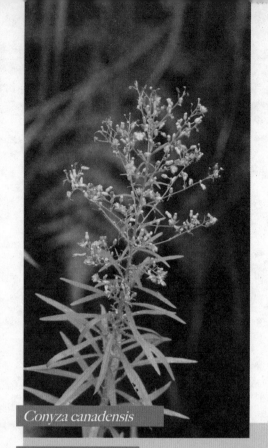

Conyza canadensis

采集与使用

采集加工： 夏、秋季采收，除去杂质，鲜用或切段晒干。

药用部分： 全草。

功效用途： 清热利湿，消肿散结。用于肠炎，痢疾，胆囊炎等；外治跌打损伤，风湿骨痛，外伤出血，疮疖肿痛等。

使用方法： 水煎服；外用，鲜品捣敷。

辨别要点

	小飞蓬
茎	雌花多数，舌片较小，超出花盘，顶端具钝小齿，两性花花冠管状
叶	基生叶长 6～10 厘米，宽 1～1.5 厘米，基部渐狭成柄，全缘或具疏锯齿
果实	瘦果长 1.2～1.5 毫米，稍扁压，被微毛

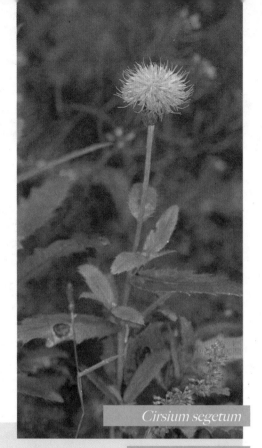

Cirsium segetum

小蓟

科属 菊科蓟属。

别名 刺儿菜，野红花，青刺蓟。

产地 我国大部分地区均有分布。

性味归经 味甘、苦，性凉。入心、肝经。

多年生草本。茎直立，上部有分枝，上面灰绿色或带紫色，有纵棱和白色柔毛。叶互生，叶片呈长圆状披针形或长椭圆形，全缘或微齿裂至羽状深裂，齿间有针刺。头状花序单个或数个顶生，小花紫红色或白色。瘦果椭圆形，淡黄色，有冠毛。

采集与使用

采集加工： 夏、秋季花开时采集，洗净，晒干。

药用部分： 地上部分。

功效用途： 凉血止血，解毒消痈。用于血热妄行，血淋涩痛，衄血，便血，外伤出血，痈肿疮毒。

使用方法： 内服，入汤剂；外用，研末调敷或鲜品捣烂外敷。

注意事项

脾胃虚寒而无瘀滞者忌服。

辨别要点

	小蓟	丝路蓟
花	头状花序单个或数个顶生，总苞钟状，6~8层	头状花序多数在茎顶端排列，总苞卵形或卵状长圆形，总苞片约5层
叶	叶片长圆状披针形或长椭圆形，全缘或微齿裂至羽状深裂	叶片椭圆形或椭圆状披针形，羽状浅裂或半裂

巴豆

科属 大戟科巴豆属。

别名 巴菽，猛子仁，巴果。

产地 福建、广东、广西、四川等地。

性味归经 味辛，性热；有大毒。入胃、大肠经。

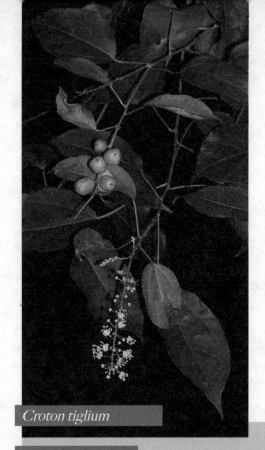

Croton tiglium

形态特征

灌木或小乔木。幼枝被稀疏星状柔毛，多分枝。叶互生，纸质，叶片卵形，少有椭圆形，顶端短尖，稀渐尖，基部阔楔形至近圆形，边缘具细锯齿。花细小，单生，集成顶生总状花序。蒴果卵圆形，一般具3棱。内有种子3枚，即为中药巴豆。

辨别要点

	巴豆	巴豆小巴豆
枝	灌木或小乔木，嫩枝被柔毛，枝条无毛	灌木，较矮小，嫩枝被星状柔毛
叶	叶片卵形，顶端短尖	叶片卵状披针形，顶端渐尖，尖头尾状
果实	蒴果卵圆形，长约2厘米	蒴果近球形，较巴豆小

采集与使用

采集加工： 秋季果实成熟，尚未开裂时采摘，晒干，破开果壳，取出种子。用仁或制霜。

药用部分： 成熟种子。

功效用途： 峻下冷积，逐水退肿，祛痰利咽；外用蚀疮。用于寒积便秘，心腹冷痛，腹水膨胀，喉痹痰阻，二便不利；外治痈肿不溃，疥癣恶疮。

使用方法： 入丸散服；外用，研末涂患处。

注意事项

巴豆有毒，用量不宜过多，以免中毒；孕妇及体弱者忌服。

一 野外认采草药彩色图鉴 一

车前草

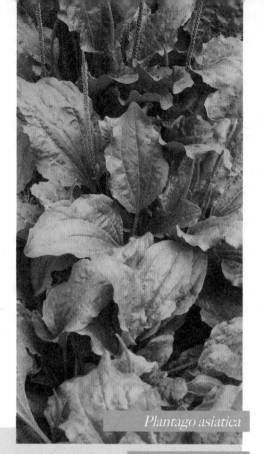

Plantago asiatica

科属 车前科车前属。

别名 平车前。

产地 我国各地均有分布。

性味归经 味甘，性寒。入肝、肾、肺、小肠经。

形态特征

一年或二年生草本。叶基生呈莲座状，叶片呈椭圆形、椭圆状披针形或卵状披针形，纸质，具长柄，边缘具不规则锯齿。花茎自叶中央抽出，密集成穗状花序，花细小，绿白色。蒴果卵状椭圆形至圆锥状卵形，在基部上方周裂，种子椭圆形。

采集与使用

采集加工： 夏、秋季采，洗净，鲜用或晒干备用。

药用部分： 全草。

功效用途： 清热解毒，祛痰，凉血，利尿通淋。用于水肿尿少，热淋涩痛，吐血衄血，暑湿泄泻，痰热咳嗽，热毒疮肿等。

使用方法： 水煎服；外用，鲜品捣敷。

辨别要点

	平车前	车前
花	穗状花序较短，小花上部密集，基部间断	花序直立或弓曲上升，穗状花序较长，小花紧密或稀疏，下部间断
叶	叶片较狭，长5～14厘米，宽2～3厘米	叶片宽卵形或宽椭圆形，长6～13厘米，宽2.5～8厘米

注意事项

本品性寒滑利，肾虚精滑者、寒证者慎服。

野外认采草药彩色图鉴

丹参

科属 唇形科鼠尾草属。

别名 赤参，木羊乳，红根。

产地 主产于四川、河北、山西、江苏、安徽等地，辽宁、陕西、河南等地也产。

性味归经 味苦，性微寒。入心、肝经。

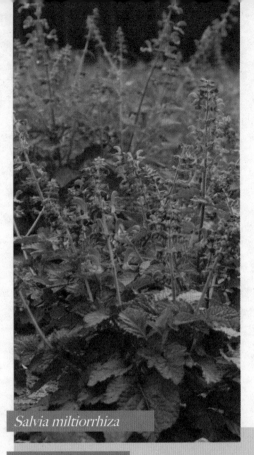

Salvia miltiorrhiza

形态特征

多年生草本。根肥厚，有分枝并具须状细根。茎直立，密被长柔毛，四棱形，具槽。叶为单数羽状复叶，两面被毛，叶片呈卵圆形或宽披针形，先端锐尖，基部圆形或偏斜，边缘具圆齿。轮伞花序，花萼紫色，有11条脉纹，二唇形。花冠蓝紫色，上唇镰刀形，下唇稍短，3裂。小坚果椭圆形，黑色。

采集与使用

采集加工： 春、秋二季采挖，除去泥沙，洗净，润透，切成厚片，晒干。

药用部分： 根及根茎。

功效用途： 祛瘀止痛，活血通经，凉血消痈，清心除烦。用于月经不调，产后瘀痛，胸痹心痛，热病心烦，心悸怔忡，失眠健忘，疮疡肿痛等。

使用方法： 水煎服；活血化瘀宜酒炙用。

辨别要点

	丹参	南丹参
叶	单数羽状复叶，叶片呈卵圆形或宽披针形，两面被毛	羽状复叶，顶生小叶卵圆状披针形，除叶脉上被毛外，其余部位无毛
花	轮伞花序6花或多花，花冠蓝紫色	轮伞花序8花至多花，花冠淡紫至蓝紫色

注意事项

不可和藜芦同用。

凤仙花

科属 凤仙花科凤仙花属。

别名 指甲花，凤仙透骨草，急性子。

产地 主产于江苏、浙江、安徽等地。

性味归经 味微苦，性温，有小毒。入肝、肾经。

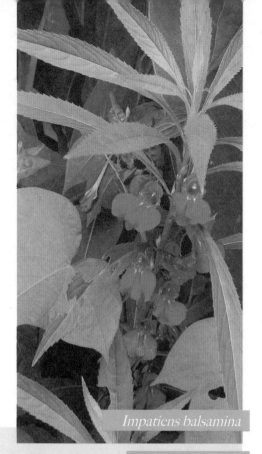

Impatiens balsamina

形态特征

一年生草本。叶互生，叶片呈狭长披针形、披针形，先端尖，边缘有锐齿。夏季开花，花单生或2~3朵簇生于叶腋，颜色多样，有白花、淡红色花、紫色花、红花，单瓣或重瓣。蒴果宽纺锤形，密被柔毛。夏末成熟种子，触之裂开，弹出散播。

采集与使用

采集加工：夏、秋季花开放时采花，鲜用或晒干备用。

药用部分：花。

功效用途：活血通经，祛风止痛，解毒杀虫。用于跌打损伤，关节疼痛，腰胁疼痛，痈疽疮毒，产后闭经，虫蛇咬伤等。

使用方法：水煎服。

注意事项 ————

孕妇忌服。

辨别要点

	凤仙花
花	花单生或两三朵簇生于叶腋，花色多样，唇瓣呈深舟状，旗瓣圆形，兜状
叶	叶片呈狭长披针状，长4~12厘米，宽1.5~3厘米，基部楔形，边缘有锯齿，两面无毛或被疏柔毛
果实	种子圆球形，直径1.5~3毫米，黑褐色，多数

火炭母草

科属 蓼科蓼属。

别名 乌炭子，火炭母。

产地 浙江、江西、福建、台湾、湖北、湖南等地。

性味归经 味甘、酸，性凉。入肺、胃、脾经。

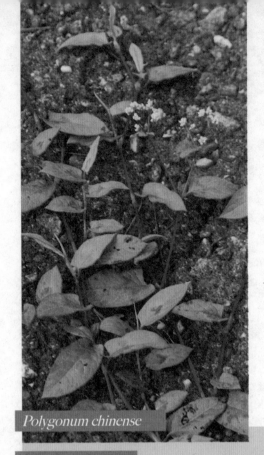

Polygonum chinense

形态特征

多年生草本。茎略具沟棱，斜卧地面或依附而生，嫩枝紫红色。叶互生，叶片卵形或长圆状卵形，先端渐尖，基部截形。具柄，叶柄基部两侧具草质耳垂形小裂片，早落。头状花序，花细小，白色、紫色或淡红色。瘦果黑色，具3棱，包裹在宿存花被内。

采集与使用

采集加工： 夏、秋季采收，洗净，切段，晒干备用。

药用部分： 全草。

功效用途： 清热解毒，化滞利湿，凉血解毒。用于感冒，咽喉肿痛，泄泻，痢疾，黄疸，痈肿湿疮，妇女带下，跌打损伤等。

使用方法： 水煎服；外用，鲜品捣烂敷患处。

辨别要点

	火炭母草
花	头状花序顶生或腋生，花细小，形状像米饭粒，花被片5裂
叶	叶片长圆状卵形或卵形，薄纸质，上面绿色或带V形黑纹
果实	瘦果卵形，黑色有光泽

注意事项

忌铁锅煎煮，不宜久服。

毛茛

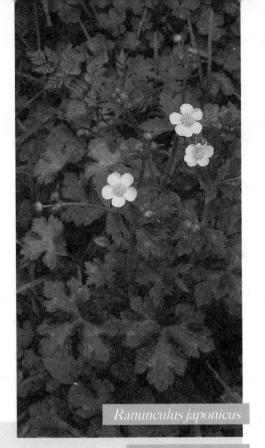

Ranunculus japonicus

科属 毛茛科毛茛属。

别名 鱼疔草，鸭脚板，毛芹菜。

产地 河北、江苏、浙江、福建等地。

性味归经 味辛，性温，有毒。入肝、胆、胃、心经。

形态特征

多年生草本。全株被白色毛，茎直立，圆筒状，中空。基生叶和茎下叶具柄，三出复叶，小叶广卵形，3深裂，具钝锯齿缘。茎上部叶无柄，宽线形，全缘。聚伞花序顶生，花黄色，萼片5枚，椭圆形。花瓣倒卵状圆形，基部有爪。瘦果聚生于茎的球状花托上，卵圆形，扁平，有短喙。

采集与使用

采集加工： 夏、秋间采集，洗净，切段，鲜用或晒干。

药用部分： 全草。

功效用途： 消肿止痛，退黄消炎，驱虫防疟，定喘。用于传染性肝炎，胃痛，黄疸，风湿关节痛，哮喘，疟疾，慢性气管炎等。

使用方法： 外用捣敷。

注意事项

全株有毒，一般不作内服。体虚者及孕妇忌用，皮肤有破损及过敏者禁用。

辨别要点

	毛茛
花	聚伞花序有多数花疏散生长，萼片被白柔毛，倒卵状圆形花瓣，黄色
叶	基生叶单生，长和宽3~10厘米，基部心形，3深裂，边缘有钝齿
果实	聚合果近球形，扁平，喙短直或外弯

野外认采草药彩色图鉴

木芙蓉

科属 锦葵科木槿属。

别名 芙蓉花，木芙蓉叶。

产地 辽宁、河北、山东、安徽等地。

性味归经 味辛，性平。入肺、肝经。

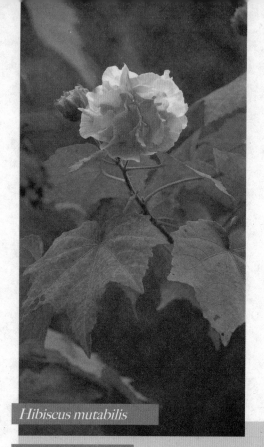

Hibiscus mutabilis

形态特征 落叶大灌木或小乔木。单叶互生，具长柄，叶片宽卵圆形至圆卵形，5~7浅裂，裂片三角形，两面被星状毛。夏秋季间开花，花单生于枝梢叶腋。初开时白色或粉红色，后转为深红色。蒴果扁球形，被刚毛和绵毛，果爿5裂。

采集与使用

采集加工： 夏、秋二季采收，晒干。

药用部分： 叶。

功效用途： 清热解毒，凉血止血，排脓，消肿止痛。用于目赤肿痛，跌打损伤，烧烫伤，肺热咳嗽，月经不止等。

使用方法： 水煎服；外用，捣敷或煎水洗。

辨别要点

	木芙蓉	旱地木槿
枝	枝叶密被星状毛和细面毛	嫩枝具棱，密被黄色星状茸毛
叶	叶片宽卵圆形至圆卵形，5~7浅裂，裂片三角形，具钝圆锯齿	叶片卵形或圆心形，先端圆或钝，边缘具粗锯齿，两面被茸毛
花	小苞片线形，8片，基部合生，密被星状绵毛	小苞片匙形，6片，基部合生，密被黄色星状绒毛

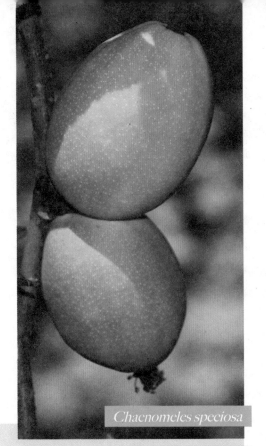

Chaenomeles speciosa

木瓜

科属 蔷薇科木瓜属。

别名 铁脚梨，贴梗海棠，木瓜实。

产地 主产于四川、安徽、浙江、湖北等地。

性味归经 味酸，性温。入肝、脾经。

形态特征

落叶灌木。树皮成片脱落，幼枝紫红色，被柔毛，二年生枝无毛，紫褐色。叶片椭圆卵形或长圆形，边缘有刺芒状锐锯齿。花单生于叶腋，具短梗，花瓣淡粉红色，倒卵形。果实暗黄色，长椭圆形，味芳香。

采集与使用

采集加工： 夏、秋二季果实绿黄时采收，放入沸水中烫至外皮灰白色，对半切开，切片，晒干。

药用部分： 近成熟果实。

功效用途： 舒筋活络，和胃化湿。用于筋脉拘挛，足膝肿痛，湿痹脚气，食积口干，吐泻转筋。

使用方法： 水煎服，或入丸散；外用，煎水熏洗。

注意事项

内有郁热，小便短赤者忌用。

辨别要点

	木瓜	毛叶木瓜
茎	小枝紫红色，无刺，幼时被柔毛，后脱落	枝条具短枝刺，小枝紫褐色，微屈曲，无毛，有疏生皮孔
叶	叶片椭圆卵形或长圆形，托叶卵状披针形	叶片椭圆形至倒卵状披针形，托叶草质，肾形、耳形至半圆形
果实	果实长椭圆形，暗黄色	果实卵球形，黄色有红晕

野外认采草药彩色图鉴

木棉

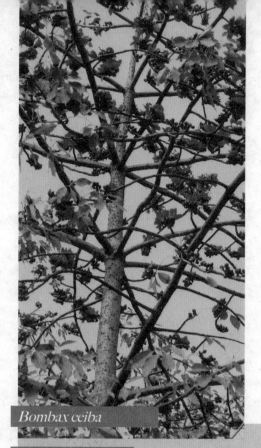

Bombax ceiba

科属 木棉科木棉属。

别名 攀枝花，英雄树，班芝树。

产地 福建、广西、海南、贵州等地。

性味归经 味甘、淡，性凉。入大肠经。

形态特征

落叶大乔木。树皮灰白色，茎、枝有圆锥状硬刺，枝平展。叶互生，掌状复叶，小叶5~7片，叶片呈长圆形至长圆状披针形。春天2—4月先开花后生叶，花大，单生于枝顶叶腋，橙红色或红色，花瓣肉质，5片。蒴果长圆形，裂开后有多数的绵毛种子。

采集与使用

采集加工： 初春花盛开时采花，除去杂质，晒干备用。

药用部分： 花。

功效用途： 清热利湿，解毒止血。用于痢疾，痔疮出血，血崩，泄泻。

使用方法： 水煎服。

辨别要点

	木棉	长果木棉
花	花萼杯状，花瓣橙红色或红色	花萼坛状球形，花瓣红色、橙色或黄色
叶	小叶5~7片，长圆形至长圆状披针形，较宽大	小叶，5~9片，叶片倒卵形或倒卵状披针形，长10~15厘米，宽4~5厘米
果实	蒴果长圆形，长10~15厘米，外被柔毛。	蒴果栗褐色，长圆筒形，长25~30厘米，具5棱

注意事项

孕妇慎服，不宜长期服用。

野外认采草药彩色图鉴

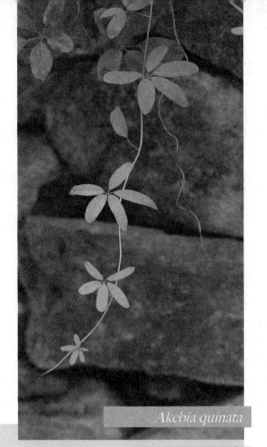

Akebia quinata

木通

科属 木通科木通属。

别名 山通草，附支。

产地 主产于江苏、湖北、湖南等地。

性味归经 味苦，性寒。入心、小肠、膀胱经。

形态特征

落叶木质藤本。茎缠绕，幼枝灰绿色，有纵纹。掌状复叶，有小叶5片，纸质，叶片倒卵形或椭圆形。先端具小尖头，上面深绿色，下面青白色。总状花序腋生，花单性，雌雄同株。浆果肉质，长椭圆形，成熟后为紫色，沿腹缝线开裂。

采集与使用

采集加工： 秋季采收，割取颈部，除去细枝，阴干。

药用部分： 藤茎。

功效用途： 利尿通淋，清心火，通经下乳，活血通脉。用于小便短赤，水肿，淋浊，胸中烦热，经闭乳少，湿热痹痛，口舌生疮等。

使用方法： 水煎服，或入丸散。

注意事项

❶ 孕妇忌服，内无湿热者、年老体弱和儿童慎用。

❷ 三叶木通、白木通的干燥藤茎也作木通入药。

辨别要点

	木通	三叶木通
花	下部雌花1～2朵，上部雄花4~10朵	下部雌花1~2朵，上部雄花15~30朵
叶	叶为掌状五叶复出，叶片倒卵形或椭圆形，长2~6厘米，全缘	叶为三叶复出，小叶片卵圆形或长圆形，长宽变化较大，边缘浅裂或呈波状

木犀

科属 木犀科木犀属。

别名 九里香，桂花。

产地 全国各地均有分布。

性味归经 味辛，性温。入肝、肾、脾经。

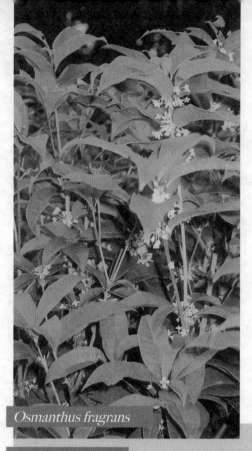

Osmanthus fragrans

形态特征

常绿灌木或小乔木。叶对生，革质，呈椭圆形或长椭圆状披针形，前端渐尖，基部楔形，全缘或具细锯齿缘。花簇生于叶腋，多花，苞片具小尖头，花梗纤弱。花冠黄色或白色，4 裂，具芳香味。核果长椭圆形，紫黑色，种子1枚。

采集与使用

采集加工： 9—10 月间采花，洗净，晒干用。

药用部分： 花。

功效用途： 化痰止咳，生津，祛寒散瘀。用于喘咳，口臭，牙痛，脘腹疼痛，闭经痛经等。

使用方法： 水煎服。

辨别要点

	木犀
花	花簇生于叶腋，每腋内有多朵花，花有浓烈的香味，花冠白色或黄色
叶	叶片革质，长3~8厘米，两面无毛，中脉和侧脉在下面凸起
果实	核果长椭圆形，歪斜，紫黑色

注意事项

服用不可过量，以免出现不良反应。

木贼

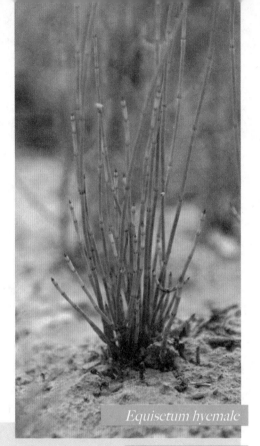

Equisetum hyemale

科属 木贼科木贼属。

别名 节节草，节骨草，锉草。

产地 陕西、吉林、辽宁、黑龙江等地。

性味归经 味甘、苦，性平。入肺、肝经。

形态特征

多年生常绿草本。根茎横走或直立，节和根有黄棕色长毛。茎呈管状，不分枝或只基部有少数直立的侧枝。节明显，节间长5~8厘米。节上有筒状鳞叶，叶鞘基部和鞘齿黑棕色。顶端淡棕色，芒状，早落。下部黑棕色，薄革质，宿存或同鞘筒一起早落。孢子囊穗卵状，顶端有小尖突。

采集与使用

采集加工： 夏、秋二季采割，除去杂质，晒干或阴干。

药用部分： 地上部分。

功效用途： 疏风散热，明目退翳。用于风热目赤，目昏多泪，肠风下血等。

使用方法： 水煎服，或入丸散。

注意事项

气虚、血虚目疾者应慎用。

辨别要点

木贼

茎多节，中空，上面灰绿色或黄绿色，有纵棱。顶部和基部各有1圈黑棕色环纹。

牛蒡

科属 菊科牛蒡属。

别名 恶实，大力子。

产地 主产于黑龙江、吉林、辽宁、浙江等地。

性味归经 味辛、苦，性寒。入肺、胃经。

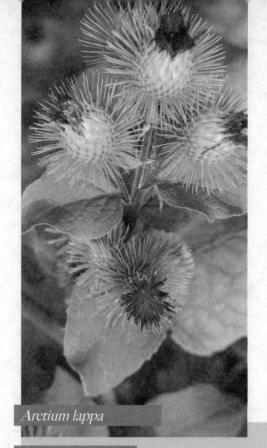

Arctium lappa

形态特征

二年生草本。茎直立，粗壮，通常带紫红色或淡紫红色，具条棱。基生叶宽卵形，边缘具稀疏波状凹齿，上面绿色，有短糙毛和黄色小腺点，下面淡绿色或灰白色，被茸毛。头状花序排列成疏松的伞房花序，小花紫红色。瘦果长倒卵形，略扁，浅褐色，带紫黑色斑点。

采集与使用

采集加工： 秋末果实成熟时，将全株割下或剪下果穗，晒干，打下果实，除去杂质，生用或炒后捣碎用。

药用部分： 成熟果实（即牛蒡子）。

功效用途： 疏散风热，解毒利咽，宣肺透疹。用于风热感冒，咽喉肿痛，咳嗽痰多，丹毒，疹出不透。

使用方法： 水煎服；外用，煎水含漱。

辨别要点

	牛蒡
花	头状花序，花序梗粗壮，紫红色小花，花管部细长
叶	叶子宽卵形，长约30厘米，宽20厘米，基部心形，叶柄长于叶片
果实	瘦果长倒卵形，有数条纵棱，顶端圆钝，中间具点状花柱残迹

注意事项

气虚便溏者慎用。

牛筋草

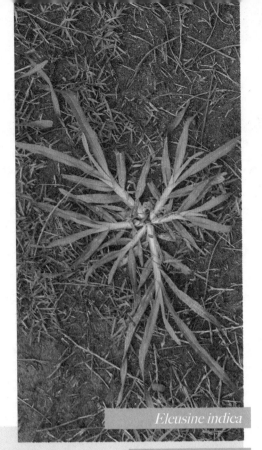

Eleusine indica

科属 禾本科穆属。

别名 蟋蟀草，千斤草，路边草。

产地 我国南北各省均有分布。

性味归经 味甘、淡，性平。入肝、胃经。

形态特征

一年生草本。根系发达，秆直立或根部伏地，须根细密，茎秆丛生，根部倾斜。叶片线形，平展，长10~15厘米，宽3~5毫米，叶鞘松弛，鞘口有毛。夏末开淡绿色小花，呈指状排列于秆顶。穗状花序，穗轴稍宽，小穗成双行密生在穗轴一侧。颖果卵形，具波状皱纹。

采集与使用

采集加工： 夏、秋季采全草，洗净，切段，晒干备用。

药用部分： 全草。

功效用途： 清热解毒，祛风利湿，散瘀止血。用于热病高热，乙型脑炎，流行性脑炎，小便不利，湿热泄泻，黄疸型肝炎，小儿发育不良，淋浊，尿血，便血，尿赤，风湿性关节痛，跌打损伤，外伤出血等。

使用方法： 水煎服；外用，鲜品捣烂敷患处。

注意事项

不宜久服。

辨别要点

	牛筋草	牛筋草穆子
茎	秆丛生，高10~90厘米，叶鞘松弛，鞘口有毛	秆直立，较高大，常分枝，叶鞘长在节间，光滑
花	穗状花序2~7个如指状生于秆顶，小穗较短	穗状花序5~8个呈指状生于秆顶，小穗较长，成熟时内曲

野外认采草药彩色图鉴

牛膝

科属 苋科牛膝属。

别名 牛茎，山苋菜，怀牛膝。

产地 河北、山东、山西、江苏、辽宁等地。

性味归经 味苦、甘、酸，性平。入肝、肾经。

形态特征

多年生草本。根细长圆柱形，土黄色；茎四方形，绿色或带紫色。叶片椭圆状披针形，顶端尾尖，基部楔形，两面被柔毛。穗状花序，顶生或腋生，花多数，苞片宽卵形，花被片披针形。胞果矩圆形，光滑，黄褐色。

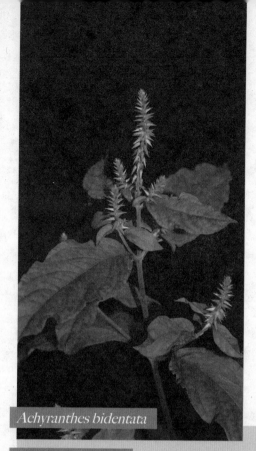

Achyranthes bidentata

采集与使用

采集加工： 冬季茎叶枯萎时采挖，除去泥沙和须根，捆成小把，晒干。

药用部分： 根。

功效用途： 补肝肾，强筋骨，利水通淋，活血通经。用于腰膝酸痛，筋骨无力，痛经闭经，跌打损伤，淋证，水肿，口疮，吐血，衄血。

使用方法： 水煎服。

辨别要点

	牛膝	土牛膝
花	穗状花序，顶生或腋生，花多数，密生，苞片宽卵形	穗状花序顶生，花疏生，苞片披针形
叶	叶片椭圆状披针形，顶端尾尖	叶片宽卵状倒圆形或椭圆状矩圆形，顶端圆钝，具凸尖
果实	胞果矩卵形，长约2毫米	胞果卵形，长约3毫米

注意事项

孕妇及月经过多者忌用。

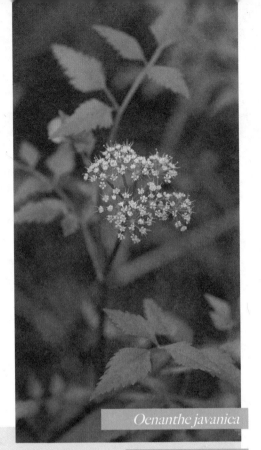

Oenanthe javanica

水芹菜

科属 伞形科水芹属。

别名 水芹，野芹菜，水英。

产地 全国各地均有分布。

性味归经 味甘，性平。入肺、胃经。

多年生草本。全株无毛，茎直立或基部匍匐，有棱。基生叶具长柄，羽状复叶，互生，小叶卵形至菱状披针形，边缘有牙齿。茎上部小叶无柄，裂片与基生叶相似。复伞形花序顶生，小伞形花20余朵，花瓣白色，倒卵形。双悬果椭圆形，有棱。

采集与使用

采集加工： 夏秋间采集，洗净，鲜用或晒干。

药用部分： 全草。

功效用途： 清热利湿，降血压，止血，解热。用于高血压，感冒发热，扁桃体炎，尿道感染，呕吐腹泻等。

使用方法： 水煎服或鲜品捣汁饮。

辨别要点

水芹菜	
花	没有总苞，小苞片线形，小伞形花序20余朵花，花瓣白色
叶	基生叶有叶柄，叶片轮廓三角形，1~3回羽状分裂，长2~5厘米，宽1~2厘米
果实	果实椭圆形，分生果横剖面近五边状的半圆形

注意事项

脾胃虚寒者勿食，高热、口干口渴者禁用。

野外认采草药彩色图鉴

水蜈蚣

科属 莎草科水蜈蚣属。

别名 发汗草，疟疾草，三荚草。

产地 全国大部分地区均有分布。

性味归经 味辛，性平。入肺、肝经。

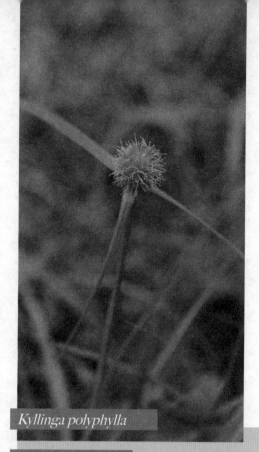

Kyllinga polyphylla

形态特征

多年生草本。全株光滑无毛，根状茎有明显的节，形似蜈蚣，节上生须根。秆散生，扁三棱形。叶片呈窄线形，基部抱茎，柔软光滑。夏秋季间开黄绿色花，头状花序顶生，球形，具密生小穗，有狭长叶状苞片三枚，故称三荚草。坚果极小，卵形。

采集与使用

采集加工： 夏秋季开花时采集，洗净，晒干。

药用部分： 全草。

功效用途： 发汗退热，祛瘀利湿，疏风解表，解毒消肿。用于感冒风寒，寒热头痛，咳嗽，风热咳嗽，百日咳，疟疾，黄疸，痢疾，咽喉肿痛，疮疡肿毒，皮肤痒。

使用方法： 水煎服；外用，捣敷。

辨别要点

水蜈蚣	
花	球形的头状花序，生在秆顶，具多数密集的小穗，小穗披针形或长圆披针形，压扁，通常具1~2朵两性花
叶	叶线形，宽2~4毫米，基部鞘状抱茎，叶片柔软光
果实	小坚果呈稍压扁的倒卵形，褐色

注意事项

体虚无火者少用。

一 野外认采草药彩色图鉴 一

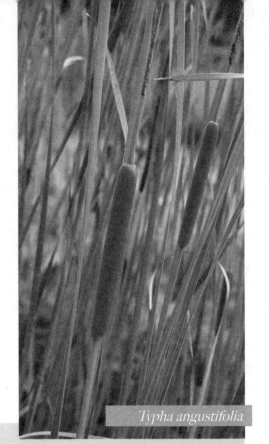
Typha angustifolia

水烛

科属 香蒲科香蒲属。

别名 水蜡烛，蒲草。

产地 我国东北、华北地区等。

性味归经 味甘，性平。入肝、心包经。

多年生草本。根状茎匍匐，茎直，细长。叶丛生，狭条形，叶鞘圆筒状，边缘膜质。穗状花序呈圆柱状，形如蜡烛，上为雄花，下为雌花，雄雌花序之间有一段2~15厘米长的裸露花序轴。春夏间开花，花细小。小坚果长椭圆形，纵裂，具褐色斑点。

采集与使用

采集加工： 夏季花初开放时，剪下蒲棒的顶端雄花，筛取花粉，晒干入药备用。

药用部分： 花粉。

功效用途： 收敛止血，化瘀，通淋。用于咯血，吐血，衄血，尿血，便血，创伤出血，生产后血瘀疼痛，小便不利，乳痈等。

使用方法： 水煎服，或入丸散。

注意事项 ————

脾虚便溏、气虚而兼有内寒者忌服；月经过多者及孕妇忌服。

辨别要点

	水烛
花	雄花序长20~30厘米，被褐色软柔毛，单出或分叉，雌花序长8~20厘米，基部具1枚叶状苞片
叶	叶片狭长披针状，长50~120厘米，宽0.4~0.9厘米，叶鞘抱茎
果实	小坚果长椭圆形，长约1.5毫米，种子深褐色

野外认采草药彩色图鉴

天胡荽

科属 伞形科天胡荽属。

别名 满天星，遍地锦，破铜钱。

产地 江西、福建、湖南、湖北、广东等地。

性味归经 味苦、辛，性寒。入肝、心、肺经。

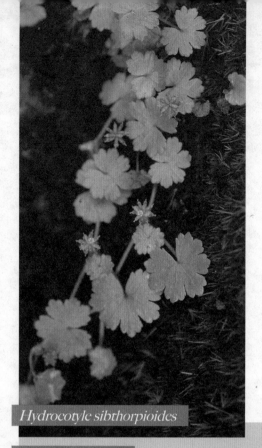

Hydrocotyle sibthorpioides

形态特征

多年生草本。茎匍匐地面，由节上生根。单叶互生，叶片圆形或肾圆形。膜质，5~7浅裂，裂片阔倒卵形，边缘有钝齿。春夏间开白绿色花，聚集成单伞形花序，腋生。花瓣卵形，有腺点。双悬果呈心脏形，两侧扁压，成熟后有紫色斑点。

采集与使用

采集加工： 夏秋季采集，洗净，鲜用或晒干用。

药用部分： 全草。

功效用途： 清热解毒，利湿退黄。用于胆结石，尿道结石，肝硬化腹水，黄疸型肝炎，肠炎，目翳青盲，肿毒，痈肿疔疮，跌打瘀伤等。

使用方法： 水煎服。

辨别要点

	天胡荽
花	伞形花序，小苞片卵形，花瓣绿白色，有腺点
叶	叶片圆似齿轮形，长0.5~1.5厘米，边缘有钝齿，膜质至草质，上面光滑
果实	果实呈心脏形，分果侧面扁平，背棱稍锐

注意事项

体虚、胃寒者慎用鲜品。

天葵

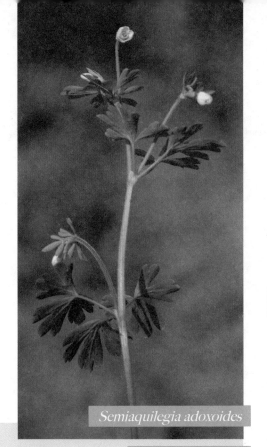

Semiaquilegia adoxoides

科属　毛茛科天葵属。

别名　紫背天葵，雷丸草，小乌头。

产地　湖北、湖南、四川、贵州、福建等地。

性味归经　味甘、苦，性寒。入肝、胃经。

采集与使用

采集加工：夏初采挖，洗净，晒干，除去须根。

药用部分：块根（即天葵子）。

功效用途：清热解毒，消肿散结。用于乳痈，瘰疬，痈肿疔疮，虫蛇咬伤等。

使用方法：水煎服。

形态特征

多年生草本。块根灰黑色，略呈纺锤状或椭圆形。茎直立，纤细，上部有分枝，被白色柔毛。基生叶丛生，具长柄，小叶片呈倒卵状菱形或扇形菱形，3深裂，裂片又有2~3小裂，两面无毛，下面常带紫色。花单生于叶腋，小花白色，花瓣匙形。蓇葖果3~4枚，上面具横向脉纹，先端有小细喙。

辨别要点

	天葵
花	小花白色，花梗纤细，萼片白色，花瓣基部凸起呈囊状
叶	基生叶掌状三出复叶，叶片轮廓为卵圆形或肾形，小叶3深裂，裂片又有小缺刻，叶下面常带紫色
果实	蓇葖果卵状长圆形，长6~7毫米，种子黑褐色

一 野外认采草药彩色图鉴 一

天冬

科属 百合科天门冬属。

别名 满天冬，白罗杉，大当门根。

产地 主产于贵州、四川、浙江、云南等地。

性味归经 味甘、苦，性寒。入肺、肾经。

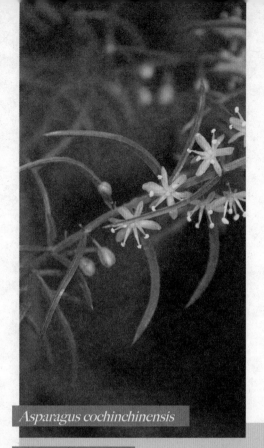

Asparagus cochinchinensis

形态特征 多年生攀缘草本。块根呈纺锤状膨大，上部茎攀缘状，茎平滑，分枝具棱或狭翅。叶退化成鳞片状。叶状枝通常3枝成簇，扁平或呈锐三棱形。茎上的鳞片状叶基部延伸为硬刺。花腋生，淡绿色。浆果成熟时红色，种子1颗。

采集与使用

采集加工： 秋、冬二季采挖，洗净；除去须根和茎基，在沸水中煮或蒸至透心，趁热除去外皮，晒干。

药用部分： 干燥块根。

功效用途： 滋阴润燥，清肺降火。用于肺燥干咳，腰膝酸痛，燥咳痰黏，内热消渴，肠燥便秘等。

使用方法： 水煎服。

辨别要点

	天冬
花	每2朵花腋生，淡绿色，花丝和花被片不贴生
叶	叶状枝每3枚成簇，扁平或呈三棱形
果实	浆果为球形，直径6~7毫米，成熟时为红色

注意事项

天冬性寒、质润，能滑肠，脾虚便溏之人不宜使用。

天南星

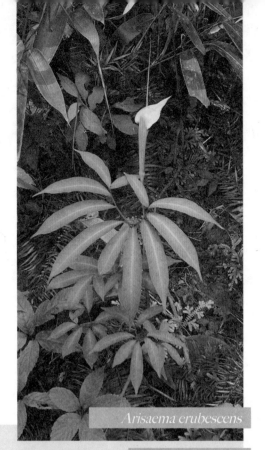

Arisaema erubescens

科属 天南星科天南星属。

别名 白南星，南星，虎掌。

产地 我国大部分省区均有分布。

性味归经 味苦、辛，性温；有毒。入肺、肝、脾经。

形态特征

多年生草本。块茎扁球形，外皮黄褐色，顶部扁平，周围生根。叶1枚基生，叶柄肉质，圆柱形，下部成鞘。叶片放射状分裂，裂片披针形至椭圆形，顶端具线形长尾尖。肉穗花序，雌雄异株。佛焰苞管部圆柱形，粉绿色，内面绿白色。浆果黄红色，红色，圆柱形。

采集与使用

采集加工： 秋、冬二季茎叶枯萎时采挖，除去须根和外皮，干燥。

药用部分： 块茎。

功效用途： 生品，散结消肿，用于治痈肿、虫蛇咬伤。制天南星，燥湿化痰，祛风止痉，用于半身不遂、癫痫、顽痰咳嗽等。

使用方法： 外用，生品研末，用酒或者醋调敷患处。

注意事项

阴虚燥热、热极生风者及孕妇忌用，生品不宜内服。

辨别要点

	天南星
花	佛焰苞管部长3.2～8厘米，粗1～2.5厘米，檐部卵形或乱状披针形
叶	叶片全裂成小叶片状，全缘，侧裂片较长
果实	浆果长约5毫米，种子黄色，具红色斑点

野外认采草药彩色图鉴

乌桕

科属 大戟科乌桕属。

别名 琼子树，蜡子树，柏子树。

产地 主要分布在长江以南各省区。

性味归经 味苦，性微温。入肺、肾、胃、大肠经。

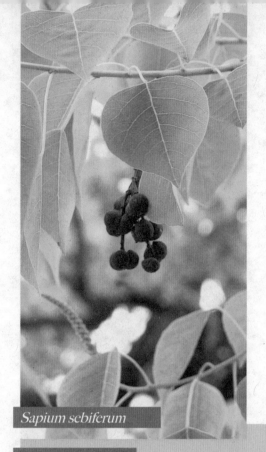

Sapium sebiferum

形态特征 落叶乔木。树高可达14米以上。全株含白色乳状汁液，树皮具纵裂纹。叶互生，叶片呈卵状菱形、菱形，顶端骤然紧缩，秋季时叶片渐转为红色。春末夏初间开绿黄色小花，总状花序顶生，雌雄同株，雌花在花序轴的下部。蒴果梨状球形，成熟时黑色，室脊裂成3瓣。

采集与使用

采集加工： 四季可采根皮和树皮，切片晒干。夏季采叶，鲜用或晒干。

药用部分： 根皮、树皮或叶。

功效用途： 解毒消肿，逐水通便，消积杀虫。用于水肿，便秘，疔毒，疥癣，阴囊湿疹，脂溢性皮炎等。

使用方法： 水煎服；外用，煎水洗或鲜叶捣烂敷患处。

辨别要点

	乌桕
花	雌雄同株，雄花花梗纤细，苞片阔卵形，花萼3浅裂；雌花花梗粗壮，苞片深3裂，萼片3深裂
叶	叶片菱形或卵状菱形，纸质，具长短不等的尖头，秋季时变为红色
果实	种子扁球形，外被白色蜡质假种皮

注意事项

孕妇忌服，溃疡患者不可服用。

五味子

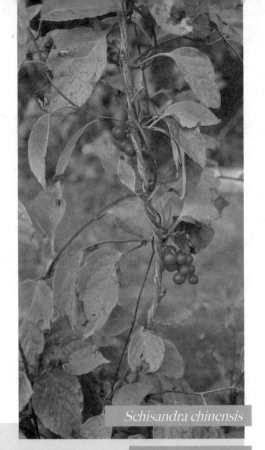

Schisandra chinensis

科属 木兰科五味子属。

别名 五梅子，玄及，会及。

产地 主产于辽宁、黑龙江、陕西、湖北、河南等地。

性味归经 味酸、甘，性温。入肺、心、肾经。

形态特征

多年生落叶木质藤本。幼枝红褐色，老枝灰褐色。叶片多呈卵形和倒卵形，先端急尖，基部楔形。花被片粉红色或粉白色，长圆形。小浆果红色，近球形，聚合成穗状，聚合果长 1.5~8.5 厘米。种子淡褐色，肾形，种皮光滑。

采集与使用

采集加工： 秋季果实成熟时采摘，晒干或蒸后晒干，除去杂质和果梗。

药用部分： 成熟果实。

功效用途： 收敛固涩，益气生津，宁心安神。用于津伤口渴，久咳虚喘，阴虚消渴，自汗盗汗，心悸失眠，遗尿尿频等。

使用方法： 水煎服或入丸散剂。

注意事项

❶ 外有表邪，内有实热，或咳嗽初起，均不宜服用。

❷ 华中五味子被称为"南五味子"，也属于本品。

辨别要点

	北五味子	南五味子
果实	不规则球形或扁球形，直径5~8毫米，上面暗红色、紫色或红色，果肉柔软，有的上面呈黑红色或出现"白霜"	子粒较小，上面棕红色或暗棕色，果肉紧贴在种子上

月季花

科属 蔷薇科蔷薇属。

别名 四季花，月月红，月月花。

产地 主产于江苏、河北、山东等地。

性味归经 味甘，性温。入肝经。

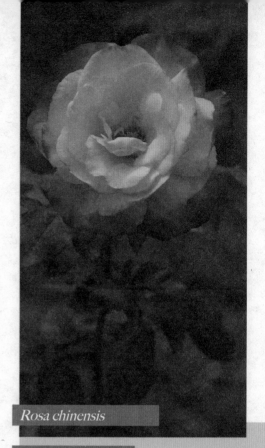

Rosa chinensis

形态特征

直立灌木。小枝圆柱形，粗壮，近无毛，具短粗的钩状皮刺。小叶片宽卵形至卵状长圆形，先端尾尖，基部近圆形，边缘有锐锯齿。花几朵集生，稀单生，萼片卵形，花瓣呈覆瓦状排列，倒卵形，先端有凹缺，颜色有红色、粉红色至白色。果卵球形或梨形。

采集与使用

采集加工： 全年均可采收，花微开时采摘，阴干或低温干燥。

药用部分： 花。

功效用途： 活血调经，消毒解肿，疏肝理气。用于月经不调，经闭，痛经，气滞血瘀，胸胁胀痛等。

使用方法： 水煎服，亦可泡服或研末服。

辨别要点

	月季花	单瓣月季花
茎	小枝圆柱形，粗壮，具短粗的钩状皮刺	枝条圆筒状，有宽扁皮刺
花	花瓣呈覆瓦状排列，重瓣至半重瓣，颜色多样	花瓣红色，单瓣，萼片全缘，少数有裂片

注意事项

不宜多服或久服，孕妇慎服。

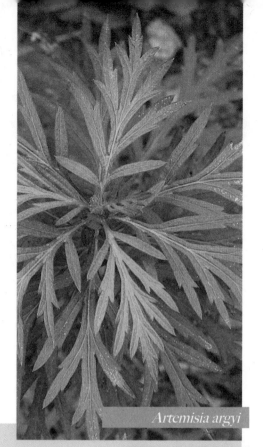

Artemisia argyi

艾叶

科属 菊科艾属。

别名 白医草，艾蒿，艾。

产地 全国大部分地区均产。

性味归经 味苦、辛，性温；有小毒。入肝、脾、肾经。

形态特征

多年生直立草本。植株有浓烈香气，主根明显，多侧根。茎有纵棱，褐色或灰黄褐色，被柔毛。叶片呈卵状椭圆形，羽状深裂，裂片椭圆状披针形，有不规则粗齿。上面灰绿色，下面灰白色。头状花序，花冠呈狭管状，紫色，檐部具2裂齿。瘦果平滑，长圆形。

采集与使用

采集加工： 夏季花未开时采集，除去杂质，晒干。

药用部分： 叶。

功效用途： 温经止血，散寒除湿，安胎，调经。用于月经不调，崩漏，经闭，胎动不安，少腹冷痛，泄泻转筋，湿疹瘙痒等。

使用方法： 水煎服；外用，煎水熏洗或供灸用。

注意事项

阴虚血热者慎用，不可过量服用。

辨别要点

	艾草
花	头状花序在枝顶排列成疏松伞房花序，总苞片覆瓦状排列，花冠紫色，花柱细长，伸出花冠外
叶	叶片呈卵状椭圆形，羽状深裂，上面被灰白色短柔毛，有白色腺点，下面被密茸毛

半边莲

科属 桔梗科半边莲属。

别名 急解索，细米草，鱼尾花。

产地 主产于安徽、江苏、江西、湖南、浙江等地。

性味归经 味辛，性平。入心、小肠、肺经。

形态特征 多年生草本。茎细弱，匍匐，节上生根。叶片椭圆状披针形至条形，顶端急尖，基部圆形至阔楔形，全缘或顶部有锯齿。花多为1朵，开在分枝的上部叶腋。花冠粉红色或白色，下面裂至基部，5裂，偏向一边，裂片全部平展呈一个平面。蒴果倒锥状，种子椭圆状，稍扁压。

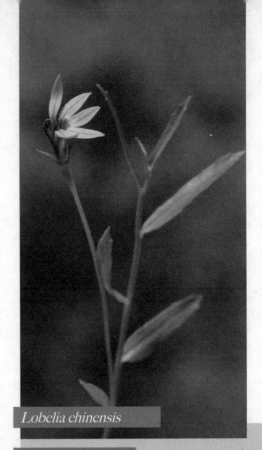

Lobelia chinensis

采集与使用

采集加工： 夏季采收，除去泥沙，洗净，晒干，切段备用。

药用部分： 全草。

功效用途： 清热解毒，利尿消肿。用于疔疮肿毒，乳痈肿痛，虫蛇咬伤，腹胀水肿，湿热黄疸，湿疹。

使用方法： 水煎服；外用，鲜品捣烂敷患处。

辨别要点

半边莲

小花半边如莲花状，花瓣均偏向一侧，2枚侧裂片披针形较长，中间3枚裂片椭圆状披针形，较短

注意事项

虚证水肿者忌用。

白饭树

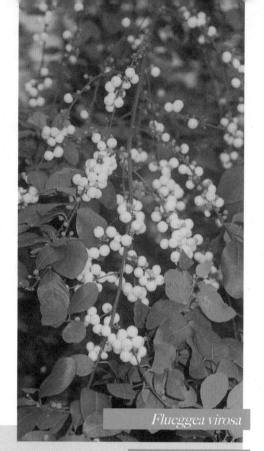

Flueggea virosa

科属 大戟科白饭树属。

别名 鱼眼木，鹊饭树。

产地 我国华东、华南及西南各省区。

性味归经 味苦、微涩，性凉；有小毒。入十二经。

形态特征

落叶性灌木。分枝多，小枝具纵棱，有皮孔，老枝有短刺。叶互生，叶片倒卵形、椭圆形、长圆形，顶端圆或急尖，全缘。叶面绿色，下面绿白色。夏季开淡黄色小花，单性。蒴果近球形，成熟时淡白色，种子栗褐色。

采集与使用

采集加工： 全年可采，多鲜用。

药用部分： 全株。

功效用途： 清热解毒，消肿止痛，止痒止血。用于风湿痹痛，湿疹瘙痒，过敏性皮炎，疮疖等。

使用方法： 鲜品煎水洗，或干品研末调敷。

注意事项

贫血者勿用，炎症肿痛者少用；叶有小毒，多作外用，不宜内服。

辨别要点

	白饭树
花	淡黄色小花，多朵簇生于叶腋，苞片鳞片状，雄花花梗纤细，长3~6毫米，雌花花梗较长
叶	叶片纸质，长2~5厘米，宽1~3厘米，顶端圆至急尖，有小尖头
果实	种子栗褐色，具光泽，有小疣状凸起和网纹

野外认采草药彩色图鉴

白花蛇舌草

科属 茜草科耳草属。

别名 蛇舌草，二叶葎，蛇总管。

产地 主产于广东、广西、福建等地，云南、浙江、安徽等地亦产。

性味归经 味微苦，甘，性寒。入胃、大肠、小肠经。

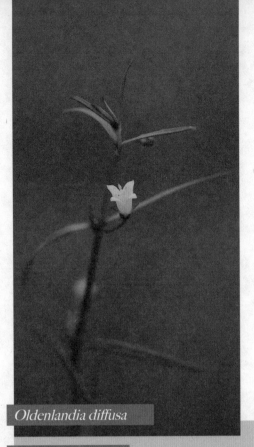

Oldenlandia diffusa

形态特征 一年生纤弱而披散的草本。茎稍扁，从基部开始有分枝。单叶对生，线形，顶端短尖，边全缘，无柄。花单生或双生于叶腋，4裂，裂片卵状长圆形，花冠白色，管形。蒴果扁球形，宿存，成熟时顶部室背开裂。

采集与使用

采集加工： 夏、秋二季采集，洗净，晒干备用。

药用部分： 全草。

功效用途： 清热解毒，利湿通淋。用于咽喉肿痛，痈肿疮毒，热淋涩痛，毒蛇咬。

使用方法： 水煎服；外用，鲜品捣烂敷患处。

辨别要点

	白花蛇舌草
花	花白色，具花梗，花冠裂片卵状长圆形
叶	叶片长1~3厘米，宽1~3毫米，细瘦好像蛇舌一样
果实	蒴果成熟后开裂，种子多数，具棱，干后深褐色

注意事项

本品有抑制精子形成的作用，精子稀少者慎用。

白花菜

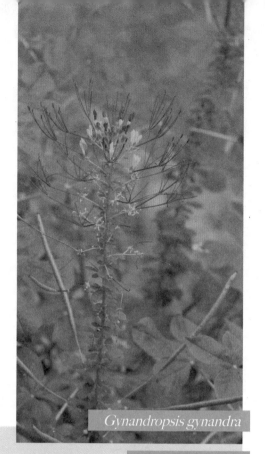

Gynandropsis gynandra

科属 白花菜科白花菜属。

别名 羊角菜，屡折草，白花仔草。

产地 河北、河南、安徽、江苏、湖北等地。

性味归经 味苦、辛，性温。入肝、脾经。

形态特征

一年生草本。茎直立，常被腺毛，有臭味。叶互生，具长柄，掌状复叶，小叶3~7枚，小叶片倒卵状椭圆形，倒披针形或菱形，两面近无毛，边缘有细锯齿。总状花序顶生，叶状苞片3枚。萼4片，卵形，花瓣白色，或带紫色。蒴果圆柱形，斜举，种子黑褐色。

采集与使用

采集加工： 夏季采收全草，洗净，鲜用或晒干备用。

药用部分： 全草。

功效用途： 活血通络，清热解毒，祛风除湿。用于风湿痹痛，肠炎痢疾，发热，淋病，跌打损伤，痢疾，痔疮，发育不良等。

使用方法： 水煎服；外用，煎水洗或捣敷。

注意事项

阴虚血热者慎用，不可过量服用。

辨别要点

	白花菜
花	花多数，苞片由3枚小叶构成，花瓣4枚，白色，少数有淡紫色
叶	小叶长2.5~5厘米，顶端钝或急尖，基部楔形至渐狭形成小叶柄，中央小叶较大，侧生小叶依次变小
果实	蒴果长3~8厘米，斜举，种子黑褐色，近扁球形

白茅

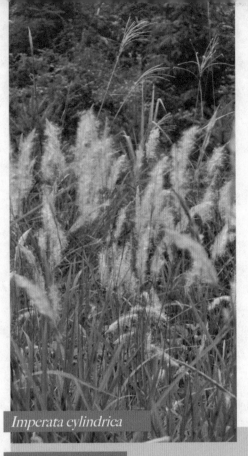

Imperata cylindrica

科属 禾本科白茅属。

别名 茅根，茅草。

产地 全国各地均有分布。

性味归经 味甘，性寒。入肺、胃、膀胱经。

形态特征

多年生草本。根状茎较粗壮，秆丛生，直立，具节。叶鞘多聚集在秆基部，比节间长。叶片线形或线状披针形，先端渐尖，基部渐窄。根生叶较长，茎生叶较短。圆锥花序呈柱状，小穗披针形。两颖草质，边缘膜质，具纤毛。颖果椭圆形。

采集与使用

采集加工： 春秋二季采挖，洗净，晒干，除去须根和叶鞘，捆成把备用。

药用部分： 根茎。

功效用途： 凉血止血，清热利尿。用于衄血，尿血，水肿，小便不利，热淋涩痛，湿热黄疸等。

使用方法： 水煎服。

辨别要点

	白茅
茎	茎生叶长1~3厘米，通常内卷；根生叶差不多和植株等长
花	花序稠密，小穗长3~4毫米，基部丝状柔毛，小穗柄不等长
果实	颖果长约1毫米，椭圆形

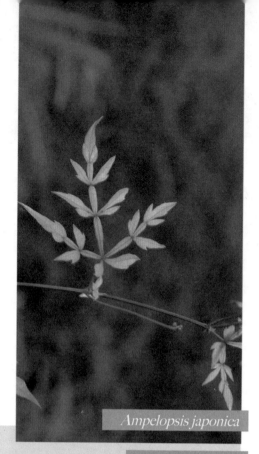

Ampelopsis japonica

白蔹

科属 葡萄科蛇葡萄属。

别名 白根，山地瓜，鹅抱蛋。

产地 主产于华东、华北以及中南各省。

性味归经 味苦，性微寒。入心、胃经。

形态特征

攀缘木质藤本。块根粗壮，呈肉质，纺锤形或长圆形，深棕褐色。茎多分枝，小枝光滑，具纵纹。叶互生，具柄，掌状复叶通常有小叶5枚。小叶片羽状分裂，裂片卵形或卵状披针形，先端尖，基部楔形，边缘有不规则锯齿。聚伞花序与叶对生，花小，淡黄色，萼片不明显。浆果球形，熟时白色或蓝色，有凹点。

采集与使用

采集加工： 春秋二季采挖，除去泥沙和细根，切片，晒干。

药用部分： 块根。

功效用途： 清热解毒，消痈散结，生肌。用于痈疽发背，痈肿，瘰疬，疔疮，水火烫伤等。

使用方法： 水煎服；外用，煎水洗或研末敷患处。

注意事项

脾胃虚寒者不宜服用。

辨别要点

	白蔹
花	小花黄色，花序梗细长，萼片5浅裂，花瓣圆卵形
叶	叶片长6~10厘米，小叶片羽状分裂，中间裂片较大，两侧小，两面光滑无毛
果实	浆果直径6~7毫米，蓝色或白色

白头翁

科属 毛茛科白头翁属。

别名 野丈人，白头公。

产地 主产于吉林、黑龙江、辽宁、河北、山东、河南等地。

性味归经 味苦，性寒。入胃、大肠经。

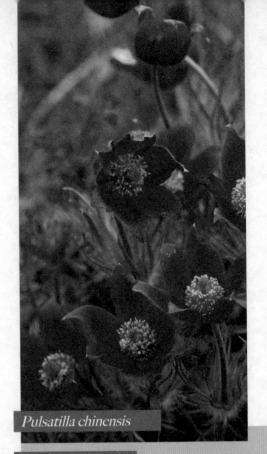

Pulsatilla chinensis

形态特征

多年生草本。根状茎粗壮，全株密被白色长柔毛。基生叶丛生，花期较小，果期增大。三出复叶，小叶再分裂，裂片倒卵形，两面被毛。花单生，花茎从根抽出。苞片3枚，基部合生成筒状。花被片紫色，内外2轮。瘦果多数，密集成头状，花柱宿存，长羽毛状。

采集与使用

采集加工： 春秋二季采挖，除去泥沙，晒干。

药用部分： 根。

功效用途： 清热解毒，凉血止痢。用于热毒血痢，阴痒带下。

使用方法： 水煎服。

辨别要点

	白头翁
茎	花先于叶开放，单生，花茎高约10厘米，花被片6瓣，紫色，花柱丝状，密被长毛
花	复出小叶，小叶再分裂，叶柄基部较宽或呈鞘状
果实	瘦果多数，花柱宿存

注意事项

虚寒泄痢者忌服。

半夏

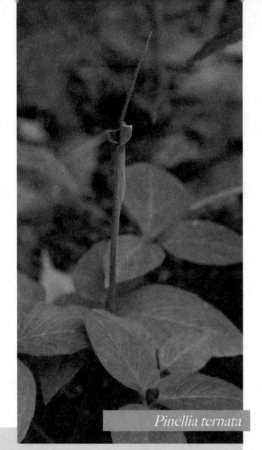

Pinellia ternata

科属 天南星科半夏属。

别名 地文，守田，三步跳。

产地 全国大部分地区均有分布。

性味归经 味辛，性温；有毒。入脾、胃、肺经。

形态特征

多年生草本。块茎圆球形，具须根。叶自块茎顶端长出，具长柄，近基部内侧有珠芽。一年生的叶单生，叶片卵状心形；2~3年后的为复叶，小叶3枚，叶片椭圆形或披针形。花单性，肉穗花序顶生，佛焰苞绿色或绿白色，无花被。浆果卵状椭圆形，黄绿色。

采集与使用

采集加工： 夏秋二季采挖，洗净，除去外皮和须根，晒干。

药用部分： 块茎。

功效用途： 燥湿化痰，降逆止呕，消痞散结。用于咳喘痰多，呕吐反胃，胸膈胀满，头晕不眠，湿痰寒痰，梅核气等。

使用方法： 水煎服（一般炮制后使用）；外用，磨汁涂或研末调敷。

注意事项

生品不宜内服；阴虚燥咳、津伤口渴者忌服。

辨别要点

	半夏	半夏滴水珠
块茎	块茎圆球形，直径1~2厘米	块茎较大，球形、卵球形至长圆形，直径2~4厘米
叶	幼株叶为单生，全缘，老株叶为3小叶，复叶，全缘或有不明显波状圆齿	幼株叶片心状长圆形，老株叶片心形、心状三角形

野外认采草药彩色图鉴

半枝莲

科属 唇形科黄芩属。

别名 野牙刷草，并头草，韩信草。

产地 陕西、河北、湖南、湖南等地。

性味归经 味辛、苦，性寒。入肝、肺、肾经。

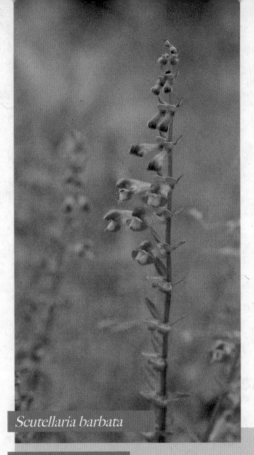

Scutellaria barbata

形态特征 一年生草本。根茎粗短，茎方形，分枝少。单叶对生，叶片三角状卵形或卵状披针形，边缘有疏齿。上面橄榄绿色，下面灰绿色。4—5月开蓝紫色唇形花，花单生于茎或分枝上部叶腋内，排列在花梗的一侧，形状似牙刷。小坚果褐色，扁球形，具疣状突起。

采集与使用

采集加工： 夏秋二季间枝叶繁茂时采集，洗净，晒干，扎把备用。

药用部分： 全草。

功效用途： 清热解毒，化瘀利尿。用于咽喉肿痛，水肿，黄疸，疔疮肿毒，蛇虫咬伤等。

使用方法： 水煎服。

辨别要点

	半枝莲
茎	花排列在花梗一侧，花冠紫蓝色，冠筒基部囊大，向上渐宽
花	叶具短柄或近无柄，腹凹背凸，疏被小毛，叶片卵状披针形，边缘有疏而钝的浅牙齿
果实	褐色小坚果，扁球形，具小疣状突起

注意事项

孕妇及体虚者勿用。

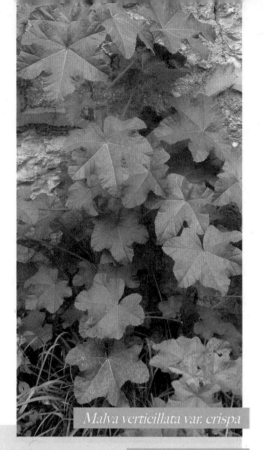
Malva verticillata var. crispa

冬葵

科属 锦葵科锦葵属。

别名 冬苋菜，冬葵，冬葵菜。

产地 全国各地均有分布。

性味归经 味甘，性寒。入大小肠、膀胱经。

形态特征

一年生草本。全株被柔毛，叶互生，叶片近圆形，基部心形，边缘有锯齿。小花单生或簇生于叶腋，白色，花梗短。蒴果扁球形，外被膜质宿萼。分果爿10~12个，排成1轮，种子暗黑色，肾形。

采集与使用

采集加工： 夏秋二季果实成熟时采收，除去杂质，阴干。

药用部分： 果实（即冬葵子）。

功效用途： 利尿通淋，润肠通便，下乳。可用于治疗小便不利，水肿，热淋，大便秘结，乳房肿痛，乳汁不通等。

使用方法： 水煎服，或为散剂。

注意事项

脾虚便溏者及孕妇勿用。

辨别要点

	冬葵	圆叶锦葵
茎	茎不分枝，直立，被柔毛	茎多分枝，匍匐，被粗毛
叶	叶片近圆形，5~7裂或角裂，具细锯齿	叶片肾形，较小，边缘具细圆锯齿
花	小花单生或簇生于叶腋，花瓣白色	花多为3~4朵簇生于叶腋，偶有单生，花白色至浅粉红色

野外认采草药彩色图鉴

甘草

科属 豆科甘草属。

别名 国老，甜草，甜根子。

产地 主产于新疆、内蒙古、山西、宁夏、甘肃等地。

性味归经 味甘，性平。入心、肺、脾、胃经。

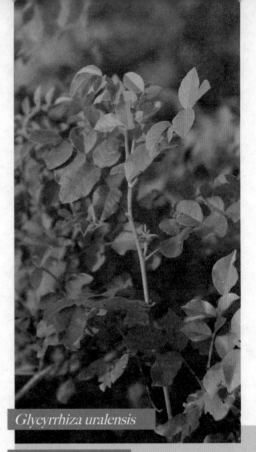

Glycyrrhiza uralensis

形态特征 多年生草本。根粗壮，圆柱形，具甜味。茎直立，多分枝，密被白色茸毛和刺毛状腺体。单数羽状复叶，互生，叶片卵形、长卵形或卵状椭圆形，两面均被黄色腺点和短柔毛。总状花序腋生，花多数。花冠紫色、白色或黄色，蝶形。荚果线状长圆形，弯曲成镰刀状或环状。

辨别要点

	甘草	胀果甘草
花	花密集，花冠紫色、白色或黄色	花小，紫红色，疏生排列
叶	小叶5~17枚，叶片长1.5~5厘米，全缘或微呈波状	小叶3~7枚，叶片长2~6厘米，边缘微波状
果实	荚果弯曲成镰刀状或环状	荚果短小，膨胀，微被柔毛

采集与使用

采集加工： 春秋二季采挖，除去须根，晒干。

药用部分： 根和根茎。

功效用途： 清热解毒，益气补中，祛痰止咳，缓急止痛。用于脾胃气虚，心悸气短，倦怠乏力，咳嗽气喘，脘腹、四肢挛急疼痛等。

使用方法： 水煎服。

注意事项

❶ 湿盛、胸腹胀满及呕吐者忌用。

❷ 胀果甘草和光果甘草的干燥根和根茎也属于中药甘草。

一 野外认采草药彩色图鉴 一

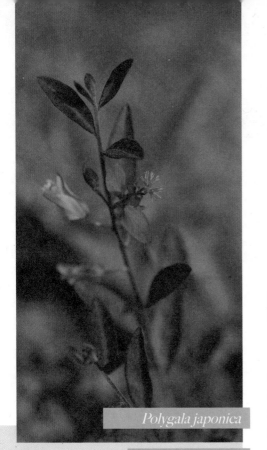

Polygala japonica

瓜子金

科属 远志科远志属。

别名 金钥匙，瓜子草，辰砂草。

产地 主产于安徽、浙江、江苏等地。

性味归经 味辛、苦，性平。入肺经。

形态特征

多年生草本。茎直立，具纵棱，被灰褐色短柔毛。单叶互生，叶片卵形至卵状披针形，先端短尖，基部阔楔形，两面无毛或被短柔毛。总状花序，腋生，萼片5裂，宿存。花瓣基部合生，3裂，白色至紫色。蒴果圆形，顶端凹陷，边缘有宽翅。种子卵形，密被柔毛。

采集与使用

采集加工： 春末花开时采挖全草，洗净，晒干。

药用部分： 全草。

功效用途： 活血散瘀，祛痰止咳，解毒止痛。用于咽喉肿痛，咳嗽，小儿肺炎，毒蛇咬伤，痈肿疮毒等。

使用方法： 水煎服或浸酒；外用，捣敷或研末调敷。

辨别要点

	瓜子金
花	花梗纤细，萼片外面3枚披针形，里面2枚花瓣状，花瓣3片
叶	叶片长1~2厘米，宽0.5~1厘米，卵形或卵状披针形，主脉凹陷，下面隆起
果实	蒴果边缘具翅，种子黑色，卵形

龙胆

科属 龙胆科龙胆属。

别名 草龙胆，龙胆草，胆草，胆经。

产地 主产于东北和内蒙古等地。

性味归经 味苦，性寒。入肝、胆经。

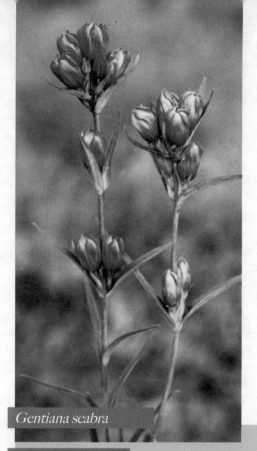

Gentiana scabra

形态特征

多年生草本。根茎呈不规则块状，具须根。茎下部叶膜质，鳞片形，中部以下连合成筒状抱茎；中上部叶呈卵状披针形至线状披针形，先端急尖，基部心形，边缘微外卷。花簇生于枝顶或叶腋，花冠蓝紫色，筒状钟形。蒴果宽椭圆形，两端钝，内藏。种子有光泽，褐色。

采集与使用

采集加工： 春秋二季采挖，洗净，切段，晒干。

药用部分： 根和根茎。

功效用途： 清热燥湿，泻肝胆火，健胃。用于黄疸，带下，阴肿阴痒，下焦湿热，目赤肿痛，肝胆生风，胁痛口苦，肝胃不和等。

使用方法： 水煎服。

辨别要点

	龙胆	三花龙胆
花	花多数，花冠蓝紫色，长4~5厘米，先端有尾尖	花多数，稀3朵，花冠蓝紫色，较小，裂片先端钝圆
叶	中上部叶卵状披针形至线状披针形，叶脉3~5条	中上部叶线状披针形至线形，叶脉1~3条

注意事项

❶ 脾胃虚寒者不宜使用。

❷ 条叶龙胆、三花龙胆和坚龙胆的干燥根及根茎也作药材龙胆入药。

龙芽草

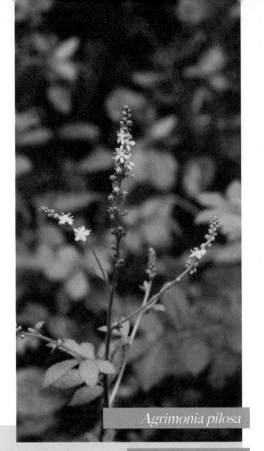

Agrimonia pilosa

科属 远蔷薇科龙芽草属。

别名 黄龙尾，仙鹤草，脱力草。

产地 主产于浙江、江苏、湖南等地。

性味归经 味苦、涩，性平。入肝、心经。

多年生草本。全草密生白色柔毛。叶互生，单数羽状复叶，通常小叶3~4对，向上减为3小叶。叶片倒卵形或长椭圆形，边缘有不规则粗锯齿。总状花序顶生或腋生，小苞片对生。花萼三角卵形，花瓣5片，黄色，长圆形。瘦果外皮有钩刺。

采集与使用

采集加工： 夏秋间茎叶繁茂时采集，洗净，晒干备用。

药用部分： 地上部分。

功效用途： 收敛止血，截疟，止痢，解毒，补虚。用于咯血，吐血，齿龈出血，便血，崩漏，痢疾，痔疮，疥疮痈肿，脱力劳伤等。

使用方法： 水煎服；外用，捣敷或煎水洗。

注意事项 ————

高血压者勿用；部分患者服用本品后，会出现恶心、呕吐现象。

辨别要点

	龙芽草
花	总状花序顶生或腋生，花序轴被柔毛，苞片通常3深裂，花瓣黄色
叶	小叶片倒卵形或长椭圆形，长1~6厘米，宽1厘米左右
果实	果实倒卵圆锥形，被疏柔毛，有钩刺，幼时直立，成熟时靠合

野外认采草药彩色图鉴

石菖蒲

科属 天南星科菖蒲属。

别名 野水剑草，昌阳，石蜈蚣。

产地 主产于江苏、浙江、四川、福建等地。

性味归经 味辛、苦，性温。入心、胃经。

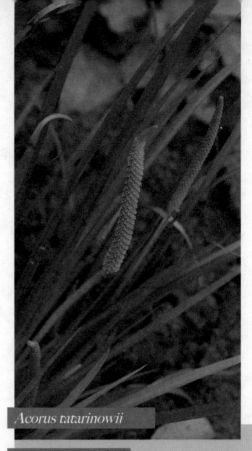

Acorus tatarinowii

形态特征

多年生宿根草本。根茎芳香，外部淡褐色，根肉质，多须根。叶根生，呈剑状线形，暗绿色，基部对折，中部以上平展，有光泽。夏季开花，白色。花序柄腋生，密集成似玉米棒的肉穗花序。上部渐尖，直立或稍弯。幼果绿色，成熟后变为黄绿色或黄白色。

采集与使用

采集加工： 秋冬季间采集，除去茎叶、须根和泥土，洗净，切段，晒干备用。

药用部分： 根茎。

功效用途： 开窍豁痰，醒神益智，化湿开胃。用于食欲不振，胸脘闷胀，神志昏乱，健忘，痴呆，癫狂，耳鸣等。

使用方法： 水煎服。

辨别要点

	石菖蒲
花	花序柄腋生，三棱形，叶状佛焰苞较长，肉穗花序呈圆柱状，小花白色
叶	叶片线形，长20~50厘米，暗绿色，基部对折，中部以上平展

注意事项

汗多、滑精者慎服。

石莲花

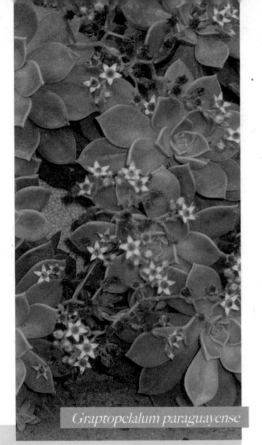

Graptopetalum paraguayense

科属 景天科石莲花属。

别名 观音石莲果，神明草，风车草。

产地 原产于墨西哥，现世界各地均有分布。

性味归经 味甘淡，性凉。入肝、肾经。

形态特征

多年生肉质。叶片簇生茎顶，直立呈莲座状。基生，外层叶具长柄，内层叶无柄。叶片多为楔状倒卵形，顶端短，锐尖。聚伞花序，花在分枝先端密集。小花白色或淡红色。蓇葖果，种子多数。

采集与使用

采集加工：全年可采集，早晨5~6点采集为佳。

药用部分：全草。

功效用途：解毒退火，平肝凉血。可以改善肝胆机能失调引起之症状，排出体内毒素，预防先天性黄疸疾病遗传。提神醒脑，预防中风及高血压，促进血液循环等。

使用方法：水煎服。

辨别要点

	石莲花
花	聚伞花序，2~3分枝，在分枝顶端密集，具梗，小花白色或淡红色
叶	叶全部基生，叶片肉质，倒宽卵形、扇形，匙状长卵形，顶端短，锐尖

野外认采草药彩色图鉴

玉叶金花

科属 茜草科玉叶金花属。

别名 山甘草，凉茶藤，白纸扇。

产地 广西、福建、湖南、江西等地。

性味归经 味甘、淡，性凉。入肝、肺、大肠经。

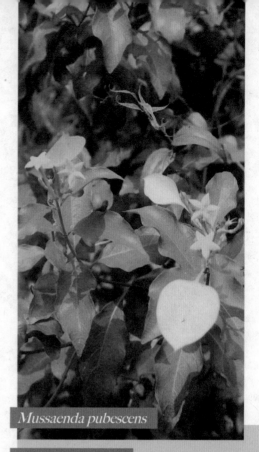

Mussaenda pubescens

形态特征

常绿藤状灌木。叶对生或轮生，叶片呈卵状披针形或卵状长圆形，顶端渐尖，基部楔形。聚伞花序顶生，苞片线形。春夏间开金黄色小花，管状，有1枚萼片叶状，雪白色，阔椭圆形。花柱短小内藏。浆果近球形，疏被柔毛。

采集与使用

采集加工： 全年可采，洗净，切段，晒干备用。

药用部分： 根和藤。

功效用途： 清热解暑，凉血解毒。用于感冒发热，中暑，暑热泄泻，咳嗽，肠炎腹泻，咽喉肿痛，扁桃体炎，肾炎水肿，口腔糜烂，跌打损伤等。

使用方法： 水煎服。

辨别要点

	玉叶金花
花	聚伞花序顶生，多花，花冠黄色，1枚萼片扩大成白色叶状
叶	叶片长5~8厘米，宽2~3.5厘米，卵状披针形或卵状长圆形

注意事项

胃寒泄泻者勿用，或加涩肠药同用。

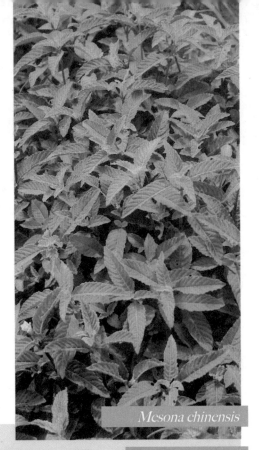

Mesona chinensis

仙草

科属 唇形科逐风草属。

别名 仙人草，凉粉草。

产地 台湾、江西、浙江、广东、广西。

性味归经 味甘、淡，性凉。入脾、肾经。

采集与使用

采集加工：夏秋间采全草，洗净，晒干。

药用部分：全草。

功效用途：清暑解热，清热利湿，凉血解毒。用于消渴症，高血压，中暑，感冒，肌肉痛，关节痛，肾脏病，脏腑热毒等。

使用方法：水煎服。

形态特征

一年生或越年生草本。茎方形，褐色或带紫红色，被毛。叶对生，叶片呈卵状长椭圆形，先端急尖或钝，具锯齿缘。秋季开花，轮伞花序，花多数，呈总状花序排列，顶生或腋生。苞片圆形，具尾状突尖，花冠白色或淡红色，外被微柔毛。瘦果细小，长圆形。

辨别要点

	仙草
花	花萼开花时钟形，结果时筒状，花冠白色或淡红色
叶	叶片长2~5厘米，宽0.8~2.8厘米，狭卵圆形至近圆形，小枝上的叶子较小
果实	小坚果长圆形，黑色

注意事项

风寒感冒者勿用。

仙茅

科属 石蒜科仙茅属。

别名 独茅根，地棕，小地棕根。

产地 主产于四川宜宾、贵州、云南等地，均为野生。

性味归经 味辛，性热，有毒。入肾、肝、脾经。

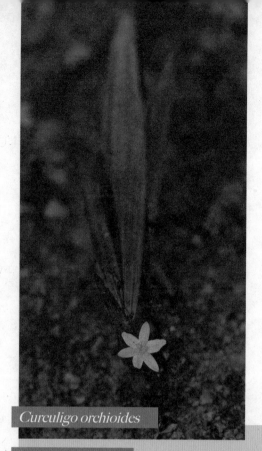

Curculigo orchioides

形态特征

多年生草本。根状茎近圆柱形，直生。叶片呈线状披针形，顶端长渐尖，基部渐狭成短柄或近无柄。总状花序，4~6朵花，黄色，花被片长圆状披针形。浆果近纺锤状，顶端有长喙，种子上面具纵凸纹。

采集与使用

采集加工： 秋冬季采挖，除去根头和须根，洗净，晒干备用。

药用部分： 根茎。

功效用途： 强筋骨，祛寒湿，温肾壮阳。用于寒湿痹痛，筋骨痿软，阴虚冷泻，阳痿，遗尿等。

使用方法： 煎汤、浸酒或入丸散。

辨别要点

	仙茅	光叶仙茅
根	根状茎近圆柱形，直生	根状茎短，具须根和走茎
花	总状花序呈伞房状，4~6朵花，花被片长圆状披针形	总状花序缩短，密生数朵花，花被片近长圆形，边缘内卷
果实	浆果近纺锤状	浆果卵形或长圆卵形，被毛

注意事项

肾火炽盛者不宜用；本品燥热有毒，不宜久服。

仙人掌

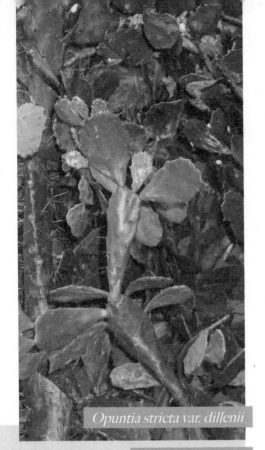

Opuntia stricta var. dillenii

科属 仙人掌科仙人掌属。

别名 仙人镜刺，神仙掌，龙舌。

产地 原产于墨西哥东海岸等地，主要分布于我国广东、广西以及海南等沿海地区。

性味归经 味苦，性寒。入肺、胃、大肠经。

形态特征

肉质灌木。茎下部圆柱形，稍木质化，上部分枝呈宽倒卵形、倒卵状椭圆形或近圆形，扁平，有节。散生多数瘤体，瘤体上密生柔毛和尖刺。花单生或数朵生于茎顶部边缘，辐射状，萼状花被片黄色。浆果倒卵状椭圆形，顶端凹陷，熟时紫红色，种子多数。

采集与使用

采集加工： 四季可采，多鲜用。

药用部分： 肉质全株。

功效用途： 清热解毒，行气活血，消肿，凉血止血。用于心胃气痛，慢性胃炎，溃疡病，咳嗽，痞块，肺痛，急慢性十二指肠溃疡，胃溃疡，痔血，疔疮，乳腺炎等。

使用方法： 水煎服；外用，捣敷或研末调敷。

注意事项

脾胃虚弱者应少服，虚寒者忌用。

辨别要点

	仙人掌
花	花辐状，花托顶端截形并凹陷，疏生凸出小窠，萼状花被片宽倒卵形，黄色，具小尖头
果实	浆果倒卵形，顶端凹陷，紫红色，上面平滑无毛

叶下珠

科属 大戟科叶下珠属。

别名 叶后珠，珍珠草，日开夜闭。

产地 四川、云南、贵州、江苏、河北、陕西等地。

性味归经 味微苦，性凉。入肝、脾、肾经。

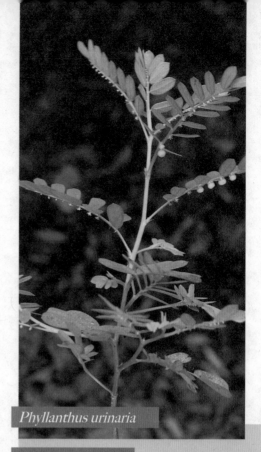

Phyllanthus urinaria

形态特征

一年生草本。茎直立或基部平卧，基部多分枝。单叶互生，2列，形似羽状复叶，叶片长圆形或倒卵形，先端有小凸尖。雄小花2~4朵簇生于叶腋，白色，无花柄；雌小花单生于叶腋内。蒴果球形，像珠子一样，果熟时红色，生于叶下，故名叶下珠。

采集与使用

采集加工： 夏秋间采集，洗净，鲜用或晒干备用。

药用部分： 全草。

功效用途： 清热解毒，利水消肿，明目，消积。用于肾炎水肿，热淋涩痛，痢疾，肝热目赤肿痛，小儿疳积，结石，肠炎，目赤，夜盲，毒蛇咬伤，痈肿等。

使用方法： 水煎服；外用，捣敷。

辨别要点

	叶下珠
茎	沿茎叶下面开白色小花，无柄
叶	单叶互生，在侧枝排成2列，呈羽状复叶状，小叶片长4~10毫米，宽2~5毫米，全缘
果实	蒴果球状像珠子，成熟后开裂，红色

注意事项

体虚者少用，单味勿久服。

玉蜀黍

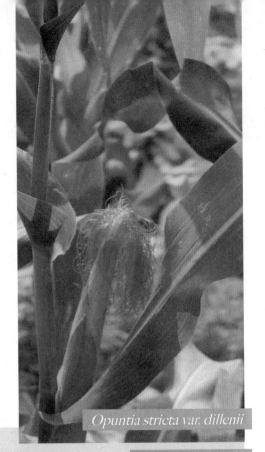

Opuntia stricta var. dillenii

科属 禾本科玉蜀黍属。

别名 番麦，玉米，苞谷。

产地 我国各地均有分布。

性味归经 味甘，性平。入肝、胆、膀胱经。

形态特征

一年生高大草本。秆直立，通常不分枝，有节，基部节上气生支柱根。叶互生，线状披针形，基部呈圆耳状，包秆，中脉明显。雄花序生于秆顶，雌花序生于叶腋内，多被鞘状苞片包藏。花柱细长，有黄色至褐红色的丝状须。种子四棱形，紧密排列在玉米芯上。

采集与使用

采集加工： 秋季收获种子时采集花柱，除去杂质，晒干。

药用部分： 花柱（即玉米须）。

功效用途： 利水消肿，平肝利胆。用于水肿，小便不利，头痛眩晕，黄疸，高血压等。

使用方法： 水煎服。

注意事项

腹胀、尿失禁患者不宜服用。

辨别要点

	玉蜀黍
花	雄花圆锥花序，生于顶部，雌花序被鞘状苞片包藏
叶	叶片扁平宽大，线状披针形，基部圆形呈耳状，中脉粗壮，边缘微粗糙
果实	种子四棱形，紧密排列在玉米芯上

野外认采草药彩色图鉴

玉竹

[科属] 百合科黄精属。

别名 女萎，葳蕤，竹七根。

产地 原产于我国西南地区，全国大部分均有分布。

性味归经 味甘，性微寒。入肺、胃经。

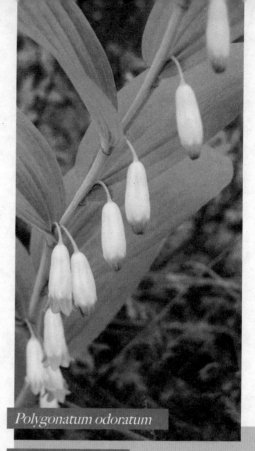

Polygonatum odoratum

形态特征

多年生草本。根状茎圆柱形，黄白色，密生小须根。茎单一，具7~12叶。叶互生，叶片椭圆形或卵圆状椭圆形，先端尖。上面绿色，下面灰色。花腋生，多为1~3朵簇生。花被呈筒状，黄绿色至白色。浆果球形，熟时蓝黑色。

采集与使用

采集加工： 秋季采挖，除去须根，洗净，晒至柔软，反复揉搓，晾晒至无硬心，晒干；或蒸后揉至半透明，晒干。

药用部分： 根茎。

功效用途： 养阴，润燥，除烦，止渴。用于燥热咳嗽，咽干口渴，虚劳发热，内热消渴，肺胃阴伤等。

使用方法： 水煎服，或入丸散。

辨别要点

	玉竹
花	小花簇生，具梗，无苞片或苞片线状披针形，花被黄绿色至白色
叶	叶片略带革质，长5~12厘米，宽3~6厘米，先端尖，基部楔形
果实	果实球形，直径7~10毫米，蓝黑色

注意事项

胃有痰湿气滞者忌用。

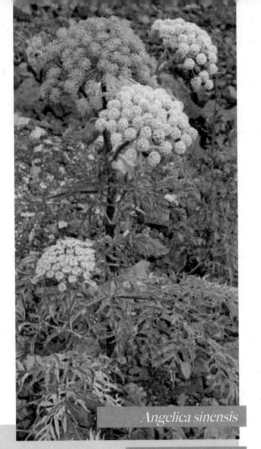

Angelica sinensis

当归

科属 伞形科当归属。

别名 干归，云归。

产地 甘肃、陕西、云南、四川、湖北等地。

性味归经 味甘、辛，性温。入肝、心、脾经。

形态特征

多年生草本。根棕黄色，圆柱状，有须根。茎直立，带紫色，有纵纹。叶二至三回羽状分裂，具柄，叶片卵形。小叶3对，2~3浅裂，边缘有缺刻。复伞形花序，顶生。总苞片线形，2枚。小花白色，花瓣长卵形。果实椭圆形，背部棱线隆起。侧棱成薄翅，边缘淡紫色。

采集与使用

采集加工： 秋末采挖，除去须根和泥沙，待水分稍蒸发后，捆成小把，架在棚上，用烟火熏干。

药用部分： 根。

功效用途： 活血补血，调经止痛，润肠通便。用于心肝血虚，月经不调，痛经闭经，眩晕心悸，风湿痹痛，跌打损伤，肠燥便秘，痈疽疮疡等。

使用方法： 水煎服。

注意事项 ————

湿盛中满，大便泄泻者不宜服用。

辨别要点

	当归
花	萼片5裂，卵形，花瓣白色，长卵形，顶端渐尖，内折
叶	叶羽状分裂，长8~18厘米，宽15~20厘米，顶端的小叶无柄
果实	果实长4~6毫米，椭圆形，分果有果棱5条

灯心草

科属 灯心草科灯心草属。

别名 碧玉草，灯芯草。

产地 全国各地均有分布，主产于江苏、云南、四川、贵州等地。

性味归经 味甘、淡，性微寒。入心、肺、小肠经。

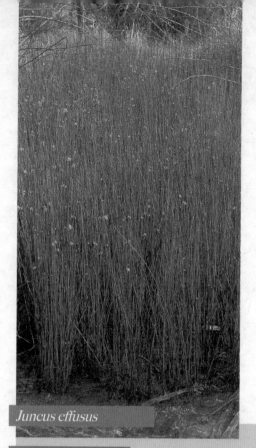

Juncus effusus

形态特征

多年生草本。根状茎横走，密生须根。茎直立，圆筒状，具纵沟棱。叶鞘红褐色或淡黄色，叶片退化成刺芒状。聚伞状花序假侧生，多花，密集成簇。淡绿色小花，花被片6片，排成2轮。蒴果椭圆形，先端钝或微凹，淡黄褐色，种子多数。

采集与使用

采集加工： 夏末至秋季割取茎，晒干，取出茎髓，理直，扎成小把。

药用部分： 茎髓。

功效用途： 清心火，利小便。用于尿少涩痛，心烦失眠，口舌生疮，喉痹等。

使用方法： 水煎服，或入丸散。

辨别要点

	灯心草
茎	茎簇生，直立，内面有乳白色髓
叶	无茎生叶，叶片退化为叶鞘，红褐色或淡黄色
果实	聚伞状花序假侧生，小花密集成簇，淡绿色

注意事项 ————

下焦虚寒，小便失禁者忌服。

地耳草

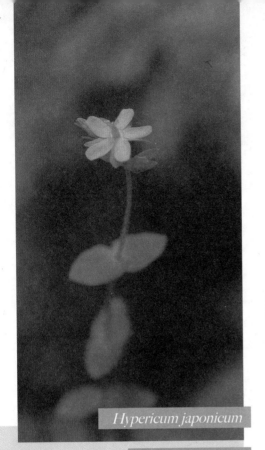

Hypericum japonicum

科属 藤黄科金丝桃属。
别名 雀舌草，田基黄。
产地 我国华南及西南各省区。
性味归经 味苦、甘，性凉。入肝、胆经。

一年生或多年生草本。茎直立或倾斜，有4棱，基部生根。单叶对生，无柄，叶片卵形或广卵形，先端钝，基部抱茎。上面绿色，下面淡绿，具透明腺点。聚伞状花序顶生，呈疏散的叉状。小花黄色，花瓣5片。蒴果椭圆形，被宿萼包围，成熟时开裂为3果瓣，种子多数。

采集与使用

采集加工： 夏秋二季采收，洗净，鲜用或晒干用。

药用部分： 全草。

功效用途： 清热解毒，利湿退黄，活血消肿。用于湿热黄疸，痈肿疮毒，跌打损伤，泻痢，虫蛇咬伤等。

使用方法： 水煎服；外用，捣敷或煎水洗。

辨别要点

	地耳草
花	小花黄色，萼片5裂，花瓣呈长椭圆形
叶	叶片卵形，长4~15毫米，无柄，基部抱茎，全缘
果实	蒴果椭圆形，种子淡黄色

野外认采草药彩色图鉴

地黄

科属 玄参科地黄属。

别名 地髓，原生地，蜜罐花根。

产地 全国大部分地区均有分布。

性味归经 鲜地黄：味甘、苦，性寒。生地黄：味甘，性寒。均入心、肝、肾经。

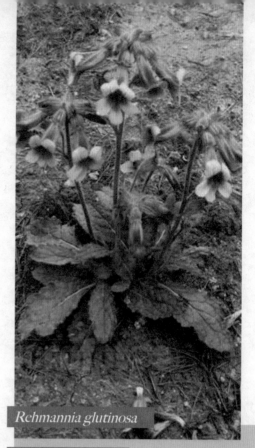

Rehmannia glutinosa

形态特征

多年生草本。全株密被白色柔毛和腺毛。根茎肉质，圆柱形或纺锤形。基生叶丛生，叶片卵形至长椭圆形，先端钝圆，边缘有不规则圆齿，叶面多皱缩。花在茎顶排列成疏散的总状花序，花萼5裂，花冠宽筒状，先端钝或微凹，外面紫红色，内面黄紫色条纹。蒴果卵形至长卵形，种子多数。

辨别要点

	地黄	
花	花紫红色，花冠筒稍弓弯，先端5浅裂，略呈二唇状	
叶	叶在基部呈莲座状，向上依次渐小，茎生叶互生，长2~13厘米，宽1~6厘米	
果实	蒴果先端尖，具宿存花柱和花萼	

采集与使用

采集加工： 秋季采挖，除去须根、芦头、泥沙，鲜用，被称为"鲜地黄"；将地黄烘焙至八成干，称为"生地黄"。

药用部分： 块根。

功效用途： 鲜地黄，清热生津、凉血止血的作用，用于温毒发斑、吐血、衄血、热病伤阴、咽喉肿痛。生地黄，清热凉血、养阴、生津，用于热病伤阴、津伤便秘、内热消渴、舌绛烦渴等。

使用方法： 水煎服。

注意事项

生地黄性寒而滞，因此脾虚湿滞、满腹便溏者不宜服用。

地笋

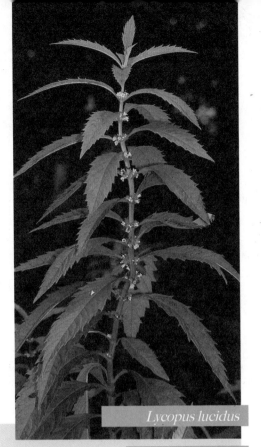

Lycopus lucidus

科属 唇形科地笋属。

别名 地笋子，地藕，地蚕子。

产地 黑龙江、吉林、辽宁、陕西、四川等地。

性味归经 味甘、辛，性温。入肝、脾经。

形态特征

多年生草本。根茎横走，先端肥大呈圆柱状，具节，节上有须根和鳞片。茎直立，四棱形，通常不分枝，节上多呈紫红色。叶片呈长圆状披针形，先端渐尖，边缘具不整齐粗锐锯齿。轮伞花序，腋生，多花密集。花萼钟形，花冠白色。小坚果倒卵状，扁平。

采集与使用

采集加工： 秋冬季采挖，除去地上部分，洗净，晒干。

药用部分： 根茎。

功效用途： 具有降血脂、通九窍、利关节、养气血等功能。可活血化瘀，行水消肿，用于月经不调、经闭、痛经、产后瘀血腹痛、水肿等。

使用方法： 水煎服或浸酒；外用，捣敷或浸酒涂。

注意事项

脾胃虚弱、腹痛腹泻者忌用。

辨别要点

	硬毛地笋	地笋
茎	茎棱上被向上小硬毛，节上密集硬毛	茎直立，通常不分枝，四棱形，无毛
叶	叶披针形，暗绿色，上面密被细刚毛状硬毛，叶缘具缘毛，下面主要在肋及脉上被刚毛状硬毛	叶长圆状披针形，绿色，无毛

地榆

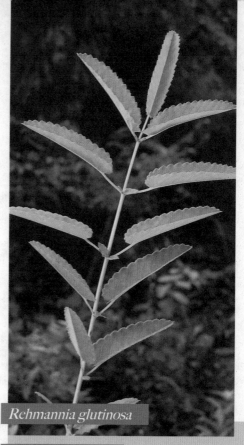

Rehmannia glutinosa

科属 蔷薇科地榆属。

别名 赤地榆，紫地榆。

产地 我国南北各地均产。

性味归经 味苦、酸、涩，性微寒。入肝、大肠经。

形态特征

多年生草本。根多呈纺锤形或圆柱形，上面棕褐色或紫褐色。基生叶为羽状复叶，小叶 4~6 对，小叶片卵形或长圆状卵形，两面无毛，绿色。茎生叶较少，叶片长圆形至长圆状披针形。穗状花序呈椭圆形，直立。苞片膜质，萼片紫红色，无花瓣。瘦果褐色，包藏在宿萼内。

采集与使用

采集加工： 春季将发芽时或秋季植株枯萎后采挖，去须根，洗净，切片，晒干。

药用部分： 根。

功效用途： 凉血止血，解毒敛疮。用于崩血下漏，便血，痔血，温热血痢，水火烫伤，痈肿疮毒等。

使用方法： 水煎服，或入丸散；外用，煎水洗或捣敷。

辨别要点

	地榆
花	花小，紫红色，花序长 1~4 厘米，从顶端向下开放
叶	基生叶具柄，叶片长 1~7 厘米，边缘有锯齿，茎生叶有短柄或无柄，托叶较大，草质
果实	瘦果被细毛，藏在宿萼内

注意事项

虚寒性出血或有血瘀者慎用；大面积烧伤者，不宜使用地榆外敷。

防风

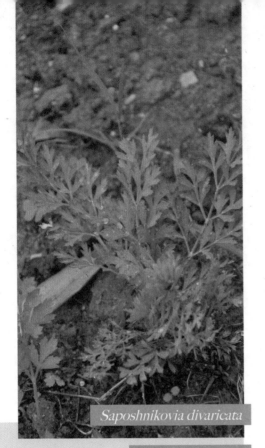

Saposhnikovia divaricata

科属 伞形科防风属。

别名 铜芸，百枝，茴草。

产地 黑龙江、辽宁、内蒙古、河北、四川、云南等地。

性味归经 味辛、甘，性微温。入膀胱、肝、脾经。

形态特征

多年生草本。根粗壮，淡黄棕色，有分枝。茎单生，有细棱。基生叶丛生，叶柄扁长，叶鞘稍抱茎。叶片长圆形或卵形，二至三回羽状分裂。茎生叶与基生叶相似，较小；顶生叶简化。复伞形花序顶生，伞辐5~7。花白色，小伞形花序4~10朵花，无总苞片。双悬果椭圆形或狭圆形，成熟后开裂成2果。

采集与使用

采集加工： 春秋二季采挖未抽出花茎的植株的根，除去须根、泥沙，晒干。

药用部分： 根。

功效用途： 祛风解表，胜湿止痛，止痉。用于感冒头痛，风疹瘙痒，风湿痹痛，破伤风，骨节酸痛，腹痛泄泻等。

使用方法： 水煎服，或入丸散；外用，研末调敷。

注意事项

阴火虚旺者忌服。

辨别要点

	防风
花	花多数，萼齿短三角形，花瓣倒卵形，向内卷
叶	基生叶羽状分裂，第一回裂片卵形，长5~8厘米，第二回裂片下部具短柄，末回裂片呈狭楔
果实	双悬果长4~5毫米，分果具棱，棱槽内有油管

过路黄

科属 报春花科珍珠菜属。

别名 金钱草，铺地莲，仙人对坐草。

产地 我国江南各省均有分布。

性味归经 味甘、咸，性微寒。入肝、胆、肾、膀胱经。

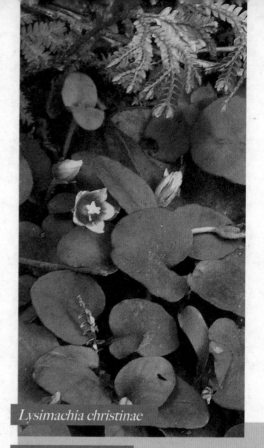
Lysimachia christinae

形态特征 一年生蔓生匍匐草本。茎纤细，全株密被黄色柔毛。叶对生，叶片呈卵圆形至近圆形，先端锐尖或圆钝，基部浅心形或截形，全缘，具柄。花单生于叶腋，萼5裂，花冠黄色，辐射钟状，基部合生。蒴果球形，有黑色腺条，瓣裂。

采集与使用

采集加工： 夏秋二季采收，洗净，切段，晒干。

药用部分： 全草。

功效用途： 消肿解毒，利湿退黄，利尿通淋。用于热淋，石淋，湿热黄疸，小便涩痛，痈肿疔疮，虫蛇咬伤等。

使用方法： 水煎服；外用，鲜品捣敷。

辨别要点

	过路黄	大叶过路黄
茎	茎纤细，平卧延伸，被柔毛，常生不定根	茎通常簇生，肥厚多汁，直立，通常不分枝
叶	叶片长2~6厘米，宽1~4厘米	叶片长6~18厘米，宽3~10厘米
花	单生，花冠辐射钟状，长7~15毫米，具黑色长腺条	总状花序，花冠黄色，长1.2~1.9厘米

华东覆盆子

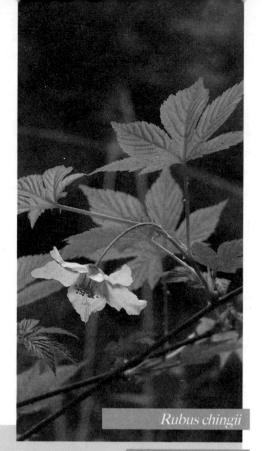

Rubus chingii

科属 伞形科防风属。

别名 铜芸，百枝，茴草。

产地 分布于黑龙江、辽宁、内蒙古、河北、四川、云南等地。

性味归经 味辛、甘，性微温。入膀胱、肝、脾经。

形态特征

落叶灌木。枝细圆，幼枝绿色，具皮刺。单叶互生，叶片近圆形，掌状5深裂。中间裂片较大，长卵形，两侧裂片较小，边缘有重锯齿。花单生于小枝顶端，花瓣白色，5枚。聚合果近球形，下垂，红色。小核果被白色柔毛。

采集与使用

采集加工： 夏初果实由绿变黄时采收，除去果梗杂质，在沸水中略烫或略蒸，然后取出，晒干。

药用部分： 果实。

功效用途： 养肝明目，益肾固精，缩尿。用于遗精，滑精，肾虚遗尿，尿频，肝肾不足，阳痿早泄等。

使用方法： 水煎服。

注意事项

肾虚有火、小便短赤者慎用。

辨别要点

	华东覆盆子
花	花梗纤细，花白色，花瓣卵圆形，雄蕊多数
叶	叶掌状5裂，长3~5厘米，基部近心形，基出脉5条，脉上被柔毛
果实	聚合果直径1.5~2厘米，红色

野外认采草药彩色图鉴

华南龙胆

科属 龙胆科龙胆属。

别名 土地莲，地丁。

产地 江西、湖南、浙江、福建、广东等地。

性味归经 味苦、辛，性寒。入心、肝经。

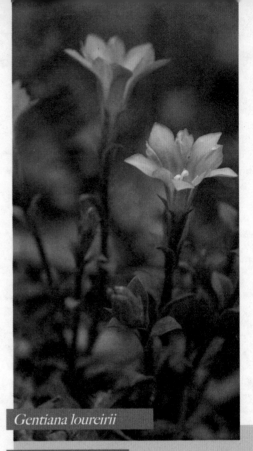

Gentiana loureirii

形态特征

多年生草本。根略肉质，粗壮。茎直立，少数丛生，密被乳突，紫红色。基生叶呈莲座状，叶片狭椭圆形，先端钝。茎生叶疏离，椭圆状披针形。花单生于枝顶，花梗紫红色。花萼钟形，裂片直立或开展。花冠漏斗形，紫色。蒴果倒卵形，先端圆钝，具宽翅。

采集与使用

采集加工： 春夏季花初开时采收，除去杂质，晒干。

药用部分： 全草。

功效用途： 清热利湿，消痈解毒。用于咽喉肿痛，阑尾炎，尿血，带下等；外用可治疗疮疡肿毒，瘰疬等。

使用方法： 水煎服；外用，捣烂敷患处。

辨别要点

	华南龙胆
茎	花冠紫色，裂片卵形，边缘有不明显的细齿
叶	基生叶长 15～30 毫米，宽 3.5～5 毫米，上面具细乳突，边缘密生短睫毛，茎生叶较小
花	蒴果倒卵形，种子细小，多数

注意事项

阴火虚旺者忌服。

华细辛

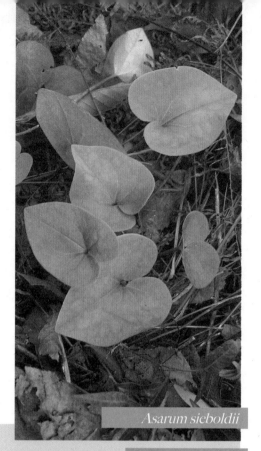

Asarum sieboldii

科属 马兜铃科细辛属。

别名 白细辛，大药，马蹄香。

产地 陕西、安徽、山东、浙江、江西等地。

性味归经 味辛，性温。入心、肺、肾经。

形态特征

多年生草本。根状茎较长，有多数细长的根。叶1~2片，叶片肾状心形，顶端锐尖，两面疏生短柔毛。花单生于叶腋，花被筒顶端3裂，裂片平展。蒴果近球形，肉质。

采集与使用

采集加工： 夏季果熟期或秋初采挖全草，除去杂质，阴干或晒干。

药用部分： 全草（即细辛）。

功效用途： 散寒祛风，止痛，温肺化饮，通窍。用于风寒感冒，头痛，鼻塞，鼻渊，牙痛，痰饮咳喘，风湿痹痛等。

使用方法： 水煎服；外用，研末敷脐或煎水含漱。

注意事项

血虚头痛，气虚多汗者不宜服用。

辨别要点

	华细辛
花	花被筒扁球形，顶端3裂
叶	叶片肾状心形，长7~14厘米，宽6~11厘米，基部深心形，边缘具粗糙刺毛

决明

科属 豆科决明属。

别名 草决明，假绿豆。

产地 主产于安徽、浙江、四川、广西等地，全国大部分地区均产。

性味归经 味甘、苦、咸，性微寒、凉。入肝、大肠经。

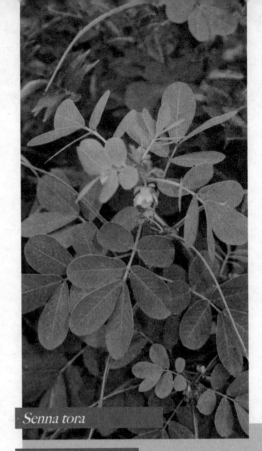

Senna tora

形态特征

一年生草本。圆柱形茎直立，上端多分枝。叶互生，偶数羽状复叶，小叶3对，似卵形，先端圆，基部渐狭，有微凸尖，全缘。花腋生，多2朵聚生。花瓣黄色，5瓣，下面2片略长。荚果线形，两端渐尖。种子菱形状，有光泽。

采集与使用

采集加工： 秋季采荚果，晒干，除去果皮备用。

药用部分： 种子（即决明子）。

功效用途： 清热明目，润肠通便。用于目赤涩痛，怕光多泪，习惯便秘，青盲内障，头痛眩晕，肠燥便结，夜盲等。

使用方法： 水煎服。

辨别要点

	决明
茎	花通常2朵聚生，萼片卵状长圆形，花瓣黄色，下面2片略长
叶	小叶片长2～6厘米，宽1～3厘米，倒卵形
花	荚果纤细，近四棱，两端渐尖

注意事项 ——

气虚便溏者不宜服用。

老鹳草

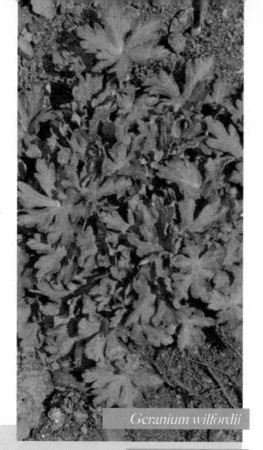

Geranium wilfordii

科属 牻牛儿苗科老鹳草属。

别名 老鸦嘴，老牛筋，五叶草。

产地 全国大部分地区均有分布。

性味归经 味辛、苦，性平。入肝、肾、脾经。

形态特征

多年生草本。根茎粗壮，具有细长须根。茎伏卧或略倾斜，多分枝。叶对生，具柄，叶片3~5裂，近五角形。裂片近菱形，边缘具锯齿。花腋生或顶生，花梗细长，每梗有花2朵。花瓣白色或淡红色，倒卵形。蒴果被短柔毛和长糙毛，先端呈长喙状，成熟时开裂。

采集与使用

采集加工： 夏秋二季果实近成熟时采收，捆成把，晒干。

药用部分： 地上部分。

功效用途： 清热毒，祛风湿，通经络，止泻痢。用于风湿痹痛，麻木拘挛，关节疼痛，疮痈疖肿，湿疹，筋骨酸痛等。

使用方法： 水煎服，浸酒或熬膏。

注意事项

牻牛儿苗和野老鹳草的干燥地上部分也属于本品。

辨别要点

	老鹳草
花	花较小，白色或淡红色，每梗有2朵，萼片5裂，先端有芒
叶	叶片3~5裂，具长柄，近五角形，上面绿色，被伏毛，下面淡绿色，沿脉被柔毛
果实	种子长圆形，黑褐色

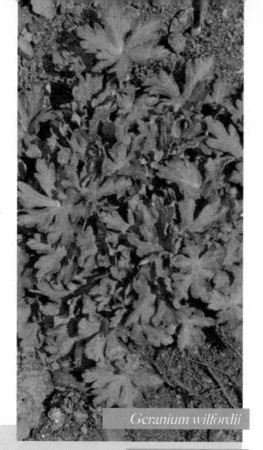 野外认采草药彩色图鉴

祁州漏芦

科属 菊科祁州漏芦属。

别名 大脑袋花，和尚头。

产地 分布于北方各省，河北、陕西、甘肃、山东等地。

性味归经 味苦，性寒。入胃经。

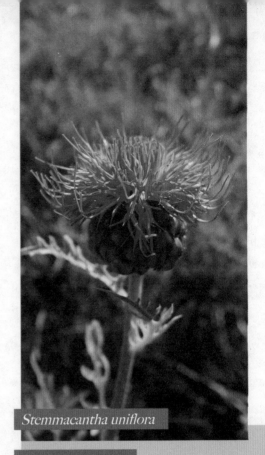

Stemmacantha uniflora

形态特征

多年生草本。根状茎粗壮，上部残存叶柄。茎单一直立，不分枝，被白色柔毛。基生叶和茎下部叶较大，具长柄，叶片轮廓为长椭圆形，羽状深裂或全裂，小叶片披针形，再羽状浅裂。上部叶较小，有短柄或无柄。头状花序顶生，总苞片多层，宽钟形。花冠淡紫色，先端5裂。瘦果倒卵形，棕褐色，顶端有冠毛。

采集与使用

采集加工： 春秋二季采挖，除去须根和杂质，晒干。

药用部分： 根（即漏芦）。

功效用途： 清热解毒，消痈，通经下乳。用于乳痈肿痛，瘰疬，乳汁不下，疮毒，湿痹拘挛，痈疽发背等。

使用方法： 水煎服。

辨别要点

	祁州漏芦
茎	单生于茎顶，总苞片多层，外层短，中层附片宽，内层披针形，花冠淡紫色
叶	基生叶长12~25厘米，羽状全裂，裂片再羽状浅裂，两面被毛
花	瘦果长5~6毫米，倒卵形

注意事项

孕妇忌服，气虚、疮疡平塌者忌服。

向日葵

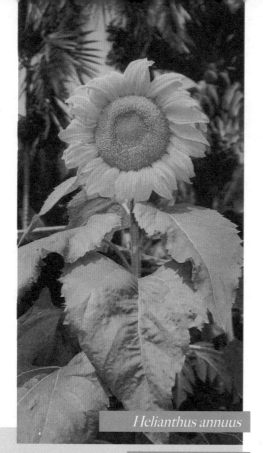

Helianthus annuus

科属 菊科向日葵属。

别名 一丈菊，葵花，朝阳花。

产地 原产于南美洲，我国各地均有栽培。

性味归经 味甘，性温。入肝、肾经。

采集与使用

采集加工： 果实熟后采集全株，洗净、晒干备用。

药用部分： 全株。

功效用途： 根、茎髓，清热利尿，止咳平喘，用于小便涩痛，尿路结石等。葵花盘：益肝肾、降血压，用于肾虚耳鸣，高血压、目昏视物不清等。种子，用于眩晕，失眠。叶，清热解毒，止痛。

使用方法： 水煎服。

注意事项 ——

孕妇忌服。

形态特征

一年生高大草本。茎粗壮，直立，被白色粗硬毛。叶互生，心状卵圆形或卵圆形，叶缘具粗锯齿，两面被短糙毛，基出3脉。头状花序单生枝顶，总苞片多层呈覆瓦状排列，花序边缘生中性黄色舌状花，不结实。花序中部为管状的两性花，棕色或紫色，结实。瘦果卵状长圆形或倒卵形，稍扁，有细肋。

辨别要点

	向日葵	菊芋
花	头状花序极大，单生，管状花棕色或紫色	头状花序较大，少数或多数，管状花花冠黄色
叶	叶子较宽大，叶片卵圆形	叶子较向日葵小，叶片基部宽楔形或圆形

羊蹄

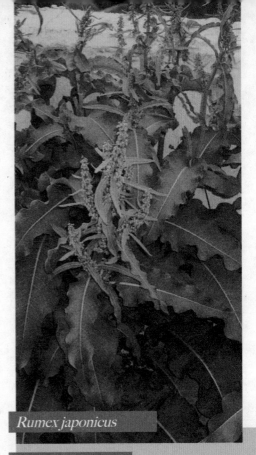

Rumex japonicus

科属 蓼科酸模属。

别名 土大黄，牛舌大黄，野菠菱。

产地 吉林、黑龙江、内蒙古、甘肃、青海、陕西等地。

性味归经 味苦，性寒；有小毒。入肝、心、大肠经。

形态特征

多年生草本。茎直立，上部分枝，绿紫色。根生叶丛生，叶片长圆形至长圆状披针形，边缘微波状。茎生叶互生，叶片狭长圆形，较根生叶小。总状花序排列成圆锥状，花两性，多花轮生，下垂。瘦果宽卵形，有3棱。两端尖，暗褐色。

采集与使用

采集加工： 秋季茎叶变黄时采挖，洗净，晒干备用。

药用部分： 根（即羊蹄根）。

功效用途： 凉血止血，解毒杀虫，泻下。用于血热出血证，大便秘结，皮肤病，无名肿毒，淋浊，顽癣等。

使用方法： 水煎服；外用，捣。

辨别要点

	羊蹄
花	花下垂，花被6片，淡绿色，外轮披针形，内轮随果增大为果被，缘有牙齿
叶	根生叶长圆形至长圆状披针形，长8~25厘米，宽3~10厘米，茎生叶较小，至上部变为苞叶
果实	瘦果具3棱，长约2.5毫米，暗褐色

注意事项

脾虚泄泻者忌服，老人气虚性便秘慎用。

羊踯躅

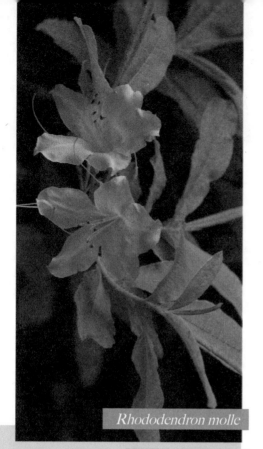

Rhododendron molle

科属 杜鹃花科杜鹃花属。

别名 羊不食草，闹羊花，黄杜鹃。

产地 江苏、安徽、河北、河南、湖南、四川等地。

性味归经 味苦，性温；有大毒。入肝经。

落叶灌木。老枝光滑，幼枝疏被白色柔毛。单叶互生，叶纸质，叶片呈椭圆形或椭圆状披针形，先端钝具小尖头，基部楔形。总状花序顶生，花多数，花冠阔漏斗形，金黄色，内面有深红色斑点，先端5裂。蒴果长椭圆形，胞间开裂，熟时深褐色。

采集与使用

采集加工： 4—5月花初开时采收，阴干或晒干。

药用部分： 花。

功效用途： 祛风除湿，散瘀定痛。用于风湿痹痛，牙痛，皮肤顽癣，偏正头痛，伤折疼痛等。

使用方法： 水煎服，或入丸散；外用，煎水洗。

注意事项

体虚者及孕妇禁止服用，不宜多服久服。

辨别要点

	羊踯躅
花	花萼裂片较小，圆齿状，花冠金黄色，漏斗状，外被柔毛
叶	叶纸质，长5~11厘米，宽1.5~3.5厘米，椭圆形或椭圆状披针形，先端具小尖头
果实	蒴果长椭圆形，被微柔毛和疏刚毛

野外认采草药彩色图鉴

朱蕉

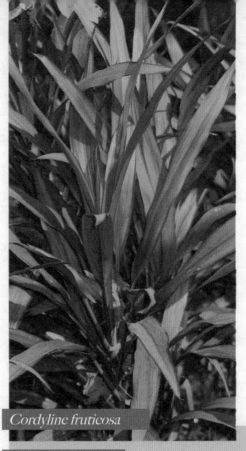

Cordyline fruticosa

科属 百合科朱蕉属。

别名 铁树，朱竹，红叶铁树。

产地 分布在我国南部热带地区，广东、福建、广西、台湾。

性味归经 味甘、淡，性凉。入胃、脾经。

形态特征 多年生灌木。茎直立，分枝少。叶具长柄，丛生茎顶，叶片椭圆状披针形，绿色或带紫红色，基部变宽，抱茎。花多数密集圆锥花序，基部苞片大，花淡红色、青紫色至黄色。种子多数。

采集与使用

采集加工： 全年可采，鲜用或晒干。

药用部分： 叶。

功效用途： 清热，止血，散瘀止痛。用于吐血，便血，肺结核咯血，痔疮出血，跌打肿痛，胃痛等。

使用方法： 水煎服或捣汁。

辨别要点

	朱蕉
花	圆锥花序长30~60厘米，花淡红色、紫色至黄色，外轮花被片下半部紧贴内轮形成花被筒，上部在盛开时外弯
叶	叶聚生于茎的上端，椭圆状披针形，长25~50厘米，宽5~10厘米，绿色带紫色

注意事项

孕妇慎服。

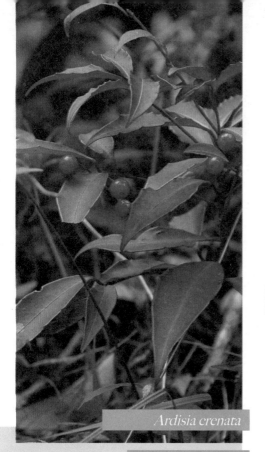

Ardisia crenata

朱砂根

科属　紫金牛科紫金牛属。
别名　大罗伞，大凉伞。
产地　浙江、安徽、江西、湖南、四川、福建等地。
性味归经　味微苦、辛，性平。入肺、肝经。

形态特征

矮小灌木，全株秃净。茎直立，侧生枝有分枝。叶片纸质至革质，呈椭圆状披针形至倒披针形，先端尖，两面无毛，边缘具钝圆齿。伞形花序顶生或腋生，花白色或淡红色，萼片5裂。核果球形，熟时为红色。

采集与使用

采集加工： 秋冬二季采挖根部，洗净，为红色。晒干。

药用部分： 根。

功效用途： 清热解毒，散瘀止痛，祛风除湿。用于咽喉肿痛，心胃气痛，风湿痹痛，跌打损伤等。

使用方法： 水煎服或研末为丸、浸酒；外用，捣敷。

注意事项

体质虚弱者慎用。

辨别要点

	朱砂根
花	花瓣白色或淡红色，萼片有钝头，近顶部有数枚较小的叶
叶	叶片长6～12厘米，宽2～4厘米，两面有隆起的腺点，边缘背卷
果实	直径约6毫米，红色，具黑色斑点

野外认采草药彩色图鉴

竹节蓼

科属 蓼科竹节蓼属。

别名 百足草，蜈蚣竹，扁竹蓼。

产地 原产于南太平洋所罗门群岛，分布于我国广东、广西、福建等地。

性味归经 味甘、淡，性平。入肝、肺经。

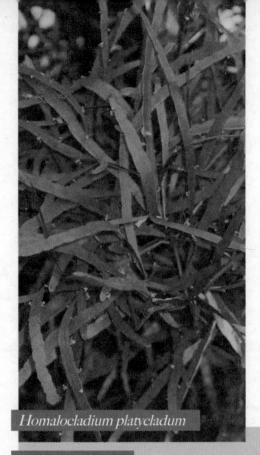

Homalocladium platycladum

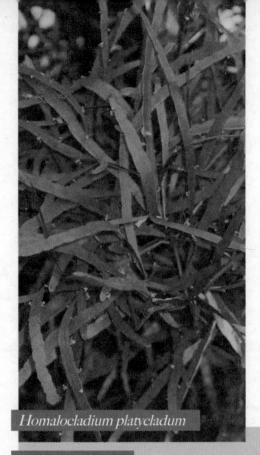

形态特征 多年生草本。茎基部呈圆柱形，木质化，上部枝扁平带状。叶互生于新枝节上，叶片呈菱状卵形，先端渐尖，全缘。小花淡绿色，两性，丛生于节上。苞片膜质，花被5裂。瘦果三角形，平滑，包于花被内。

采集与使用

采集加工： 全年可采，鲜用或晒干备用。

药用部分： 全草。

功效用途： 清热利湿，消肿解毒，行血祛瘀。用于热病，蛇伤，蜈蚣咬伤，痈疽肿毒，带状疱疹，跌打损伤。

使用方法： 水煎服；外用，捣敷。

辨别要点

	竹节蓼
花	花极小，簇生于枝节上，苞片淡黄棕色
叶	叶子多长在新枝上，菱状卵形，长4~20毫米，宽2~10毫米，先端渐尖，基部楔形
果实	果实瘦果三角形，包在红色肉质花被内

苍耳草

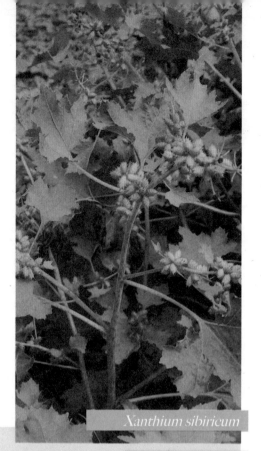

Xanthium sibiricum

科属 菊科苍耳属。

别名 苍耳，虱母子，苍耳子。

产地 主产于山东、江西、湖北、江苏等地。均为野生。

性味归经 味辛、苦，性温，有毒。入肺经。

一年生草本。叶片呈三角状卵形或心形，边缘有不规则粗齿。上面绿色，下面苍白色，被糙伏毛。花单性，雌雄同株。雄花的花序组成球形，花冠钟形，5裂。雌花的花序椭圆形，外层苞片披针形，内层苞片结合成囊状，淡黄绿色。果实略呈纺锤形，成熟后变坚硬，绿色或黄色，密生钩刺。

采集与使用

采集加工： 5—9月采全草，洗净，晒干备用。秋季果实成熟时采果，晒干，去刺，微炒至黄色，凉后入药。

药用部分： 全草或成熟带总苞的果实（即苍耳子）。

功效用途： 茎叶，祛风散热，解毒杀虫。用于中风头痛，风湿痹痛，赤白痢下。苍耳子，散风除湿，通窍止痛。用于目暗耳鸣，皮肤瘙痒，鼻塞流涕，疔疮肿毒，风疹。

使用方法： 水煎服，或入丸散。

注意事项 ————

本品有毒，内服不可过量，不能长期服用；血虚头痛者忌服。

辨别要点

	苍耳草
茎	茎上面被白色糙毛，有纵沟
叶	叶片呈三角状卵形或心形，下面被毛，叶上面和叶下面颜色不一样
果实	果实纺锤形，一面较平坦，顶端具凸起的花柱基，外面有钩刺，容易附着在衣服或鸟的羽毛上

野外认采草药彩色图鉴

杜仲

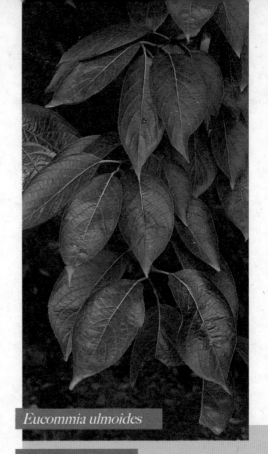

Eucommia ulmoides

科属 杜仲科杜仲属。

别名 思仙，思仲，丝连皮。

产地 主产于四川、陕西、河南、甘肃等地。

性味归经 味甘，性温。入肝、肾经。

形态特征

落叶乔木。树皮粗糙，灰褐色，内含橡胶。小枝光滑，黄褐色。单叶互生，薄革质，叶片椭圆形或卵形，初时两面被毛，老时上面光滑，边缘有锯齿。花生于新枝基部，雄花苞片倒卵状匙形，无花被。雌花苞片倒卵形，子房裸露而长，先端2裂。果实长椭圆形，具薄翅，内含种子1枚，扁平。

辨别要点

	杜仲
花	花生于一年枝的基部苞片腋内，雄花无花被片，雌花子房裸露，扁而长
叶	叶片长6~15厘米，椭圆形或卵形，顶端渐尖，基部阔楔形，上面暗绿色，下面淡绿色
果实	种子线形，扁平，长约1.5厘米，宽3毫米

采集与使用

采集加工： 4—6月间，选取树龄较大的植株，割下树皮，除去粗皮，堆置至内皮呈紫褐色，晒干。

药用部分： 树皮。

功效用途： 补肝肾，强筋骨，安胎。用于肝肾不足，腰膝酸痛，筋骨疲软，胎动不安等。

使用方法： 水煎服，浸酒或入丸散。

注意事项

阴虚火旺者慎服。

一 野外认采草药彩色图鉴 一

佛手

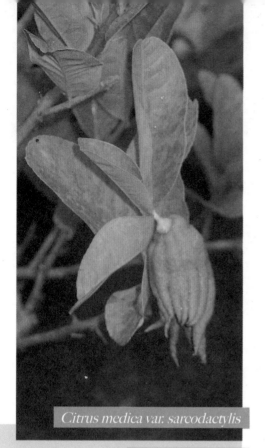

Citrus medica var. sarcodactylis

科属 芸香科柑橘属。

别名 佛手柑，五指柑，佛手香橼。

产地 主产于广东、广西、四川、云南等地。

性味归经 味辛、苦，性温。入肝、脾、胃、肺经。

形态特征

灌木至小乔木。枝上有短而硬的刺，幼枝紫红色。叶互生，叶片长椭圆形或矩圆形，有短柄，边缘有锯齿。圆锥花序，腋出丛生。花瓣5片，内面白色，外面淡紫色。果实矩圆形，顶端如聚拢的手指状，成熟时鲜黄色，有乳状突起。

采集与使用

采集加工： 秋季果实成熟尚未变黄或刚变黄时采收，纵切成薄片，晒干或阴干。

药用部分： 果实。

功效用途： 疏肝理气，燥湿化痰，和胃止痛。用于胸胁胀痛，肝胃胀痛，食少呕吐，咳嗽痰多。

使用方法： 水煎服。

注意事项

阴虚火旺、无气滞者及孕妇慎用。

辨别要点

	佛手
茎	枝上有刺，幼枝紫红色
叶	叶片长椭圆形或矩圆形，长8~15厘米，宽3~7厘米，先端圆钝，基部阔楔形
果实	果实顶端张开如指，外皮鲜黄色

野外认采草药彩色图鉴

杠板归

科属 蓼科蓼属。

别名 三角盐酸草，贯叶蓼，犁头刺。

产地 主产于江苏、浙江、福建、江西、湖南、四川等地。

性味归经 味酸，性微寒。入肺、膀胱经。

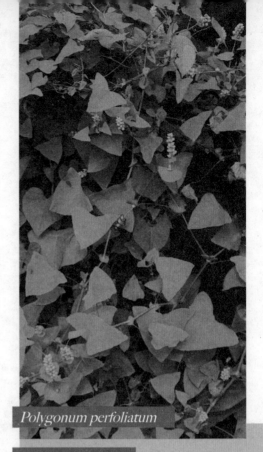

Polygonum perfoliatum

形态特征 一年生攀缘草本。茎多分枝，具纵棱，紫红色，棱上有带钩刺。单叶互生，具长柄。叶片呈三角形，顶端钝或微尖，基部近心形，背脉及叶柄上有小钩刺。短穗状花序顶生或生于上部叶腋，小花白色或淡红色。瘦果球形，成熟时变蓝色，有光泽。

采集与使用

采集加工： 夏季花开时采集，鲜用或晒干备用。

药用部分： 地上部方。

功效用途： 祛痰止咳，清热解毒，利水消肿。用于感冒发热，肠炎腹泻，百日咳，化脓感染，湿热泻痢，水肿尿少，湿疹，皮肤痒，蛇咬伤，蜂蜇伤等。

使用方法： 水煎服；外用，煎汤熏洗。

辨别要点

	杠板归
花	苞片圆形，花被白色或淡红色，5深裂，裂片果时增大呈肉质
叶	叶互生，叶片近三角形，长3~7厘米，宽2~5厘米，淡绿色，下面叶脉疏生钩刺
果实	瘦果球形，有光泽

注意事项

体质虚弱者慎服。

谷精草

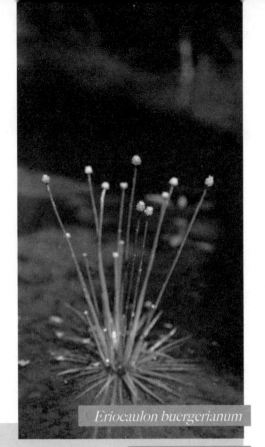

Eriocaulon buergerianum

科属 谷精草科谷精草属。

别名 流星草，珍珠草，挖耳朵草。

产地 安徽、浙江、湖北、湖南、云南、贵州等地。

性味归经 味辛、甘，性平。入肝、肺经。

形态特征

一年生草本。叶丛生，叶片线状披针形，先端钝。花茎多数，具棱，鞘部筒状。头状花序半球形，总苞片倒卵形。花单性，生于苞片腋内。雄花较少，在花序中央，花萼佛焰苞状，花冠3裂，近锥形。雌花生在花序周围，较多，花瓣3枚，离生。种子长椭圆形。

采集与使用

采集加工： 秋季采收，将花序连花茎一同拔出，晒干。

药用部分： 带花茎的头状花。

功效用途： 祛风散热，明目退翳。用于风热目赤，头痛，喉痹，眼生翳膜，羞明多泪等。

使用方法： 水煎服，或入丸散。

注意事项

阴虚血亏之眼疾者忌用。

辨别要点

	谷精草
花	雄花花瓣连合成倒圆锥形的管，雌花花瓣离生，呈匙状倒披针形
叶	叶片长4~20厘米，中间宽2~5毫米，叶丛生

含羞草

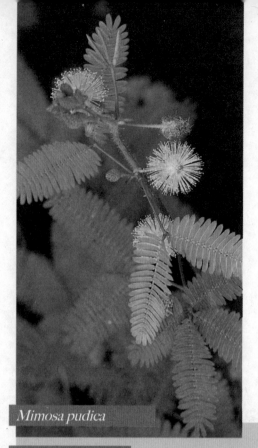

Mimosa pudica

科属 豆科含羞草属。

别名 见笑草，知羞草，感应草。

产地 福建、台湾、广西、云南等地。

性味归经 味甘、微苦、涩，性平；有小毒。入肝、胃、心、大肠经。

形态特征

披散多分枝草本。下部伏地，有毛及刺，茎紫红色。叶互生，为二回偶数羽状复叶。小叶呈线状长圆形，先端短尖，边缘有刚毛。头状花序单生或2~3朵簇生于叶腋，呈圆球状，具总花梗。小花淡红色，似绒线球。荚果扁平，顶端具喙，稍外弯。

采集与使用

采集加工： 夏秋季采集，洗净，切段，晒干备用。

药用部分： 全草。

功效用途： 安神镇静，清热利湿，凉血解毒。用于神经衰弱，失眠，糖尿病，肾炎，骨刺，肾结石，慢性肝炎，气管炎，风湿酸痛，目赤肿痛等。

使用方法： 水煎服。

辨别要点

	含羞草
花	花多数，淡红色。线形苞片，花萼极小
叶	羽片通常2对，指状排列在总叶柄的顶端，羽片和小叶碰触后便立刻闭合下垂
果实	荚果长圆形，扁平，荚缘波状，具刺毛，成熟时荚节脱落，荚缘宿存

注意事项

多服或久服易伤胃，有麻醉作用，故不宜过量；孕妇忌服。

何首乌

科属 蓼科何首乌属。

别名 地精，首乌，夜交藤。

产地 主产于河南，湖北，广西，四川等地。多为野生。

性味归经 味甘，苦，涩，性微温。入肝、心、肾经。

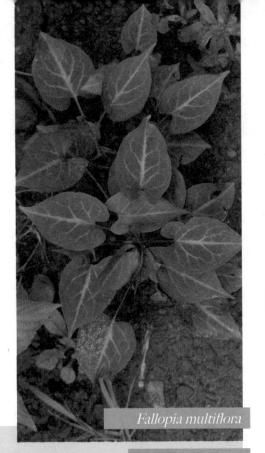

Fallopia multiflora

形态特征

多年生缠绕草本。块根肥厚，似纺锤状，黑褐色。茎有多分枝，具纵棱，下部木质化。叶片卵形或长卵形，基部心形，顶端渐尖，具长柄，两面粗糙，全缘。圆锥形花序，顶生或腋生。花被片白色或淡绿色，5裂。瘦果卵形，有3棱，黑褐色，外包于宿存花被内，熟时褐色。

采集与使用

采集加工： 秋冬二季茎叶枯萎时采收，生长年限越长质量越好。将挖到的根切除两端，洗净，个大的块根切块，晒干。

药用部分： 块根。

功效用途： 生何首乌，润肠通便，解毒消痈，截疟。用于阴血虚，肠燥便秘等。制何首乌，补肝益血，强筋骨，化浊降脂。用于血虚萎黄，头发早白，腰骨酸软，血管硬化，冠状动脉硬化性心脏病等。

使用方法： 水煎服。润肠、解毒宜用生何首乌，补益精血宜用制何首乌。

注意事项

大便溏泄者不宜用；忌用铁器煎煮。

辨别要点

	何首乌	卷茎蓼
叶	叶片卵形或长卵形，两面粗糙	叶片卵形或心形，两面无毛
果实	瘦果卵形，黑褐色，有光泽	瘦果椭圆形，比何首乌的果实稍大，黑色，无光泽

鸡冠花

科属 苋科青葙属。

别名 鸡冠，鸡公花。

产地 主产于河北、山东、河南、江苏、辽宁等地。

性味归经 味甘、涩，性凉。入肝、大肠经。

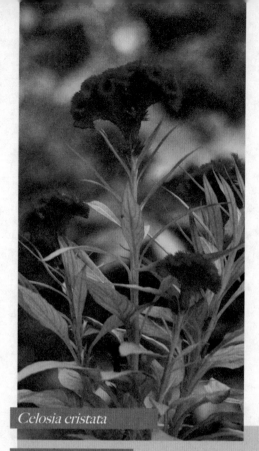

Celosia cristata

形态特征

一年生直立草本。全株无毛，茎粗壮，分枝较少。最上部扁平，有棱纹凸起。叶片多为卵形、卵状披针形或披针形，先端渐长，基部渐狭成柄。花密生，多数，穗状花序呈鸡冠状、羽毛状或卷冠状。胞果卵形，苞片和花被片宿存，果实包在花被片内。种子黑色，有光泽。

采集与使用

采集加工： 秋季花盛开时采收，晒干。

药用部分： 花序。

功效用途： 收敛止血，止痢，止带。用于崩漏，便血，赤白带下，久痢不止，赤白下痢等。

使用方法： 水煎服。

辨别要点

	鸡冠花
花	穗状花序，像鸡冠形状，花颜色多样，红色、紫色、黄色或红黄相间
叶	叶片多为卵形、卵状披针形或披针形

注意事项

瘀血阻滞的崩漏下血和湿热下痢引起的寒热表证者不宜使用。

库拉索芦荟

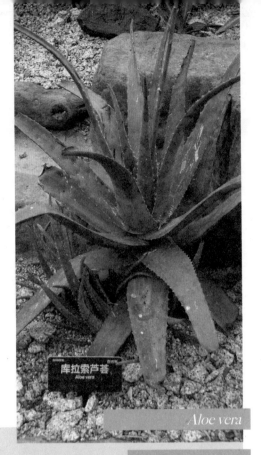

库拉索芦荟
Aloe vera

Aloe vera

科属 百合科芦荟属。

别名 卢会，讷会，象胆。

产地 广东、云南、广西、江西、福建等地。

性味归经 味苦，性寒。入肝、胃、大肠经。

形态特征

多年生草本。茎较短，叶簇生，叶片粉绿色，肥厚多汁，呈狭披针形。先端渐尖，基部宽阔，边缘有刺状小齿。花茎单生或稍有分枝，总状花序，花黄色或带赤色斑点。蒴果三角形，室背开裂。

采集与使用

采集加工： 全年均可采，割取植物的叶片，收集流出来的汁液，熬成稠膏。

药用部分： 叶的汁液浓缩干燥物（即芦荟）。

功效用途： 泻下通便，杀虫疗疳，清肝泻火。用于肝经实火，小儿疳积，虫积腹痛，热结便秘，惊痫抽搐。

使用方法： 入丸散剂；外用，研末敷患处。

注意事项

❶ 用量不宜过大，孕妇忌用。

❷ 好望角芦荟和其他属近缘植物叶的汁液浓缩干燥物也叫芦荟。

辨别要点

	库拉索芦荟	好望角芦荟
茎	植株较小，茎较短	植株高大，茎发达不分枝
叶	叶片肥厚，粉绿色，边缘有刺状小齿	叶片背部和边缘均有尖锐的刺，深绿色至蓝绿色，被白粉
花	总状花序，花黄色或带赤色斑点	圆锥花序，花被片淡红色至黄绿色，具绿色条纹

野外认采草药彩色图鉴

109

两面针

科属 芸香科崖椒属。

别名 入地金牛，叶下穿针，两面刺。

产地 福建、广西、云南、广东等地。

性味归经 味苦、辛，性平，有小毒。入肝、胃经。

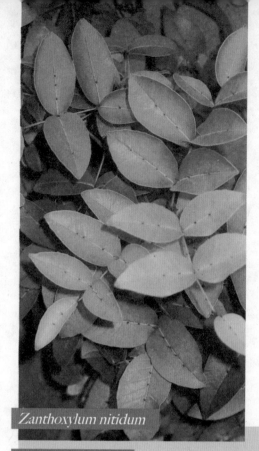

Zanthoxylum nitidum

形态特征

藤状灌木。茎枝和叶轴均被钩刺，叶为单数羽状复叶，小叶对生，阔卵形或近卵形或狭长椭圆形。顶端有凹口，边缘有疏浅裂齿。花序腋生，花瓣淡黄绿色。果皮红褐色，分果瓣顶端有短芒尖，种子圆珠状，成熟后为黑色。

采集与使用

采集加工： 全年可采挖，洗净，切成片或段，晒干备用。

药用部分： 根。

功效用途： 活血化瘀，行气止痛，祛风通络，解毒消肿。用于跌打损伤，风湿关节炎，咽喉肿痛，湿热黄疸，疮痈肿痛，皮肤炎。

使用方法： 水煎服；外用，煎水洗患处或研成粉敷。

辨别要点

	两面针	砚壳花椒
叶	有小叶 5~11 片，中脉在叶面稍凸起或平坦	有小叶 5~9 片，小叶形状多样，叶脉在叶面凹陷
果实	果皮红褐色，分果瓣顶端有短芒尖	果密集在果序上，呈团状，分果瓣较大

注意事项

本品有毒，不宜用量过大，服用不当会引起呕吐、头晕、腹痛等。

连翘

科属 木犀科连翘属。
别名 旱连子，空壳，落壳。
产地 河南、陕西、山西、湖北、山东等地。
性味归经 味苦，性微寒。入肺、心、小肠经。

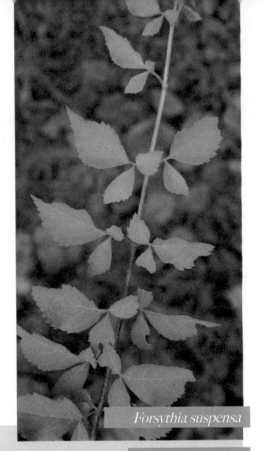

Forsythia suspensa

形态特征

落叶灌木。枝细长，开展或下垂，疏生皮孔，略呈四棱形，节间中空。多为单叶，偶有三出复叶，叶片呈卵形或卵状椭圆形，边缘有锯齿。花单生，或数朵簇生于叶腋。萼片绿色，先端4裂，花冠黄色，倒卵状椭圆形。果实卵状椭圆形或长椭圆形，先端喙状，疏生皮孔。种子多数。

采集与使用

采集加工： 秋季果实初熟尚带绿色的时候采收，除去杂质，蒸熟，晒干；或者果实熟透，采摘，晒干。

药用部分： 果实。

功效用途： 清热解毒，疏散风热，消肿散结。用于痈肿疮毒，瘰疬，乳痈，外感风寒，温病初期，热淋涩痛等。

使用方法： 水煎服。

注意事项

脾胃虚寒者、脓稀色淡者忌用。

辨别要点

	连翘
花	花先于叶开放，花黄色，单生或簇生
叶	叶片长2~10厘米，先端锐尖，基部楔形或圆形
果实	果实长1~2.5厘米，上面黄棕色，具凸起小斑点

野外认采草药彩色图鉴

111

麦冬

科属 百合科沿阶草属。

别名 沿阶草，麦门冬。

产地 主产于浙江、四川，贵州、云南、广西、湖北等地亦产。

性味归经 味甘，微苦，性微寒。入肺、胃、心经。

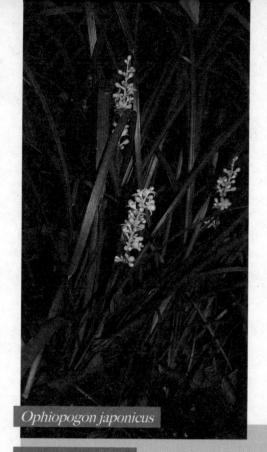

Ophiopogon japonicus

形态特征 多年生草本。块根肥厚，纺锤形，肉质，即麦冬，茎较短，叶基生成丛状，叶片披针状带形，先端尖，边缘具细锯齿。总状花序，花茎从叶丛中抽出，一般比叶短。小花多数，单生或成对生于花苞内。花被片稍下垂，白色或淡紫色。种子球形，成熟后紫黑色。

采集与使用

采集加工： 夏季采挖，洗净，反复暴晒至七八成干，除去须根，晒干。

药用部分： 块根（即麦冬）。

功效用途： 益胃生津，清心除烦，养阴润肺。用于阴虚痨嗽，咽喉不利，痰稠咳逆，大便燥结，热病心烦，津伤口渴，肺燥干咳，心烦失眠等。

使用方法： 水煎服，或入丸散。

辨别要点

	麦冬	大沿阶草
根	块根肥厚肉质，茎较短	根较纤细，逐年生长，老茎上的叶渐枯萎
叶	叶片基生成丛，较宽大	叶片近丛生，基部具白色膜质的鞘，侧脉明显
花	花白色或淡紫色，单生或成对生于花苞内	花白色，常2朵着生于苞片腋内

注意事项

寒咳痰饮、脾虚便溏者不宜服用。

伸筋草

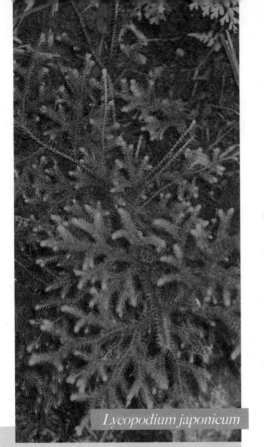

Lycopodium japonicum

野外认采草药彩色图鉴

科属 石松科石松属。

别名 狮子草，石松，过山龙。

产地 我国大部分地区均有分布，多在广东、广西等地。

性味归经 味苦、辛，性温。入肝、脾、肾经。

形态特征

多年生常绿草本。茎匍匐纤细，蔓生，2~3回分叉，有叶疏生。叶片披针形或线状披针形，前端渐尖，长芒。孢子囊穗4~8个集生在总柄。孢子叶阔卵形，先端具长芒。孢子囊生在孢子叶腋，略外露，肾形，黄色。

采集与使用

采集加工： 全年均可采收，以夏季采集为主，连根拔起，洗净、晒干备用。

药用部分： 全草。

功效用途： 祛风利湿，舒筋活络。用于风寒湿痹，肢体软弱，麻痹，水肿，小便不利，跌打损伤等。

使用方法： 水煎服，或浸酒。

注意事项

孕妇及出血过多者忌服。

辨别要点

	伸筋草	多穗石松
叶	叶上斜，先端渐尖，具透明发丝，全缘	叶平伸或近平伸，先端渐尖，不具透明发丝，边缘有锯齿
果实	孢子囊穗生于总柄或不等位着生	孢子囊穗单生于小枝上

芫花

科属 瑞香科瑞香属。

别名 药鱼草，头痛花，闷头花。

产地 河北、陕西、甘肃、安徽、浙江等地。

性味归经 味苦、辛，性温。入肺、脾、肾经。

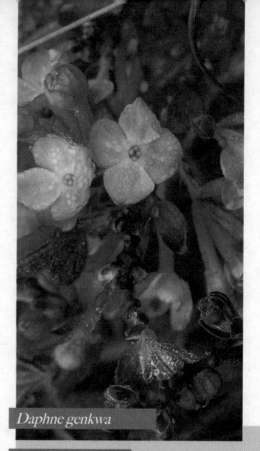

Daphne genkwa

形态特征 落叶灌木。茎多分枝，幼枝密被淡黄色丝状柔毛，老枝褐色或带紫红色，无毛。叶对生，叶片椭圆形至长圆形，先端尖。花先于叶开放，多生于枝顶叶腋，3~7朵簇生，淡紫色。花萼筒状，外被柔毛，先端4裂。无花瓣。雄蕊着生在萼筒上。果实椭圆形，白色，种子1枚，黑色。

采集与使用

采集加工： 春季花未开放时采收，除去杂质，晒干。

药用部分： 花蕾。

功效用途： 祛痰止咳，泻水逐饮，解毒杀虫。用于胸腹积水，痰饮积聚，水肿胀满，气逆咳喘，痈肿，冻疮等。

使用方法： 水煎服，或入丸散；外用，煎水含漱。

辨别要点

	芫花
花	花先于叶开放，簇生，两性，花萼细筒状
叶	叶片长3~4厘米，先端尖，全缘，叶柄较短，具短柔毛
果实	果实包藏于宿存的花萼筒下面

注意事项 ——

体质虚弱及孕妇忌服。

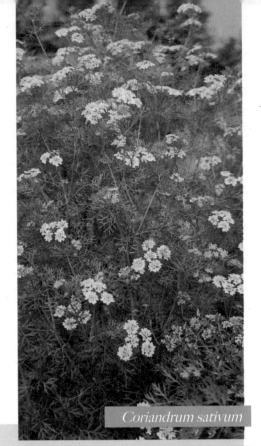

Coriandrum sativum

芫荽

科属 石伞形科芫荽属。

别名 香菜，胡荽，香荽。

产地 原产于地中海沿岸，我国各地均有分布。

性味归经 味辛，性温。入肺、胃经。

形态特征

一年生或二年生草本。全株光滑无毛，有浓烈香气。茎直立，多分枝。叶互生，茎下部叶有长柄，具鞘抱茎，一至二回羽状全裂，裂片广卵形，边缘深裂或具缺刻。茎上部叶数回羽状细裂。伞形花序顶生，无总苞片。花小，花瓣白色或淡红色，5瓣，倒卵形。果实近球形。

采集与使用

采集加工： 春夏采全草，洗净，晒干。

药用部分： 全草。

功效用途： 发汗透疹，助消化，解毒，下气。用于麻疹不透，感冒无汗，食欲不振，消化不良等。

使用方法： 水煎服。

注意事项

芫荽不宜久煎，气虚者不可多食，口臭、狐臭、有目疾者慎用。

辨别要点

	芫荽
叶	根生叶有长柄，叶片一至二回羽状全裂，裂片广卵形，长1~2厘米，茎生叶数回羽状细裂
果实	伞形花序顶生，小花白色，花瓣倒卵形，顶端有内凹小舌片

皂荚

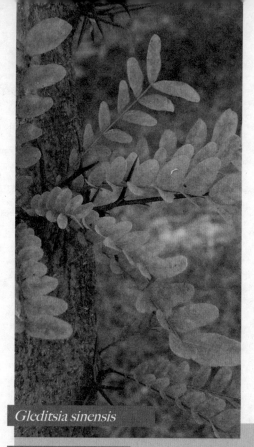

Gleditsia sinensis

科属 豆科皂荚属。

别名 皂荚树，皂角，牙皂。

产地 全国大部分地区均有分布，主产于山东、河南、云南、四川等地。

性味归经 味辛、咸，性温；有小毒。入肺、大肠经。

形态特征 落叶乔木。树皮灰黑色，枝条常具刺，刺呈圆锥状，又硬又粗，常分枝。叶纸质，偶数羽状复叶，小叶3~9对，叶片卵状披针形至长圆形。边缘有细锯齿，下面中脉及叶柄均被短柔毛。花杂性，总状花序，腋生或顶生。花萼4裂，被柔毛，花瓣黄白色。荚果带状，平直肥厚，熟时黑色。

采集与使用

采集加工： 秋季采收，除去杂质，晒干。

药用部分： 果实。

功效用途： 祛痰止咳，开窍通闭，散结消肿。用于喉痹痰阻，中风口噤，胸闷咳喘，痈疽疮毒，二便不通等。

使用方法： 多研末服，亦可水煎服。

辨别要点

	皂荚
花	黄白色花，杂性，萼片三角状披针形，花瓣长圆形，均被柔毛
叶	小叶片长2~8.5厘米，顶端钝圆，基部圆形，稍偏斜，网脉在两面凸起
果实	荚果果肉稍厚，两面鼓起，被白色粉霜

注意事项

内服不宜用量过大，孕妇、气虚阴亏者忌用。

苎麻

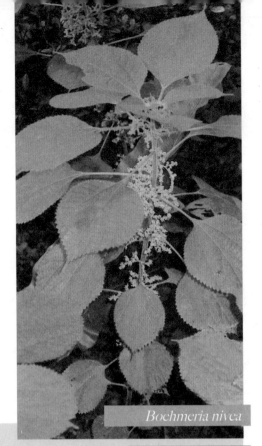

Boehmeria nivea

科属 荨麻科苎麻属。

别名 天青地白草，野苎麻，苎麻根。

产地 主产于浙江、江苏、安徽、山东等地。

性味归经 味甘，性寒。入心、肝经。

形态特征

多年生草本灌木。分枝多，茎直立，被毛。单叶互生，叶片阔卵形，上面绿色粗糙，下面灰白色，密生白毛。春末至秋季开花，圆锥花序腋生，雌雄同株异花，雄花黄白色，花少数；雌花淡绿色簇生成球形。瘦果细小，聚成小球状。

采集与使用

采集加工： 冬春季挖采，除去地上茎叶和泥沙，洗净，切片，晒干备用。

药用部分： 根和根茎。

功效用途： 清热解毒，凉血止血，安胎。用于治疗牙痛，吐血，便血，崩漏，小便白浊，滑精，热毒疮疡，胎动不安等。

使用方法： 水煎服；外用，煎水洗或捣汁敷。

注意事项

胃弱泄泻及诸病不属血热者勿用。

辨别要点

	苎麻	大叶苎麻
花	圆锥花序腋生，雌雄同株	穗状花序腋生，雌雄异株
叶	叶片阔卵形，长6~15厘米，宽4~11厘米	叶片较宽大，近圆形或卵形
果实	瘦果较细小，聚成小球状	瘦果倒卵球形，大约1毫米

一 野外认采草药彩色图鉴 一

刺五加

科属 五加科五加属。

别名 南五加，五加皮。

产地 黑龙江、吉林、辽宁、河北等地。

性味归经 味辛、微苦，性温。入脾、肾经。

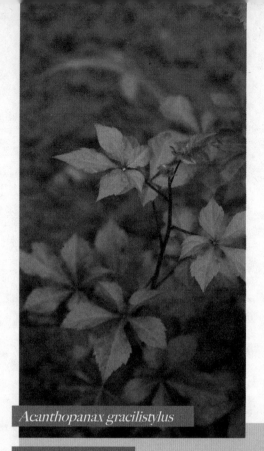

Acanthopanax gracilistylus

形态特征

　　落叶灌木。茎直立，多分枝，一、二年生的通常枝上密生刺，刺直而细长，呈针状，下向。小叶5片掌状复叶，小叶片椭圆状倒卵形或长圆形，边缘有锯齿。伞形花序单个顶生，或几个组成稀疏的圆锥花序。紫黄色花，5瓣，花瓣卵形。果实卵球形或球形，黑色，有5棱。

采集与使用

采集加工： 春秋二季采根部，洗净，晒干备用。

药用部分： 根和根茎。

功效用途： 益气健脾，补肾安神。用于体虚乏力，脾肺气虚，食欲不振，失眠多梦等。

使用方法： 水煎服。

辨别要点

	刺五加	尾叶五加
花	伞形花序较大，花梗长1~2厘米	伞形花序较小，花梗较短
叶	小叶片长5~13厘米，宽3~7厘米，椭圆状倒卵形或长圆形，先端渐尖	小叶片较小，披针形至椭圆形，先端有长尾

注意事项

胃、十二指肠溃疡患者不宜服用。

垂盆草

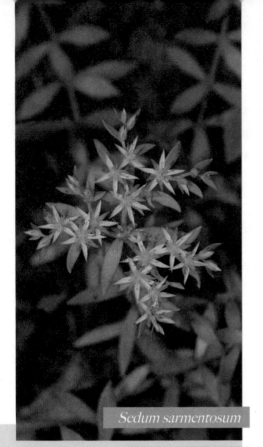

Sedum sarmentosum

科属 景天科景天属。

别名 瓜子草，石指甲，狗牙齿。

产地 全国各地均有分布。

性味归经 味甘、淡，性凉。入肝、胆、小肠经。

采集与使用

采集加工： 夏秋二季采收，洗净，切段，晒干。

药用部分： 全草。

功效用途： 清热利湿，解毒，退黄。用于湿热黄疸，小便黄赤，痈肿疮疡，咽喉肿痛，水火烫伤等。

使用方法： 水煎服。

注意事项

阴黄者和虚寒阴疽者不宜服用。

形态特征

多年生肉质草本。不育枝匍匐，节上生根，结实枝直立。叶片3叶轮生，倒披针形至长圆形，先端尖，基部渐狭。聚伞花序，3~5分枝，无花梗，萼片5裂。花瓣黄色，披针形至长圆形，顶端外侧有小长尖。种子细小，卵形。

辨别要点

	垂盆草
花	花序3~5分枝，小花黄色，无花梗，花瓣长5~8毫米
叶	3叶轮生，小叶长15~28毫米，宽3~7毫米，先端尖，基部渐狭
果实	瘦果细小，上面有小凸起

野外认采草药彩色图鉴

119

单叶蔓荆

科属 马鞭草科牡荆属。

别名 蔓荆子，荆子。

产地 主产于山东、江西、浙江、河南等地。

性味归经 味苦、辛，性微寒。入肝、膀胱、胃经。

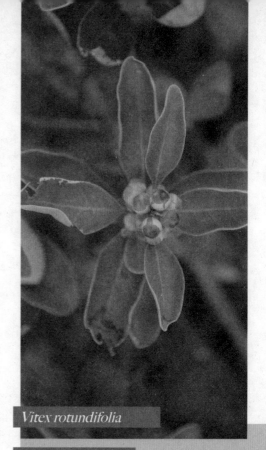

Vitex rotundifolia

形态特征

落叶性灌木。茎匍匐，节处常生不定根，小枝密生柔毛。单叶对生，小叶片倒卵形或近圆形，顶端短尖或钝，全缘。圆锥花序顶生，花序梗密被茸毛，花冠淡紫色或蓝紫色，顶端5裂，二唇形。核果近圆形，成熟后为黑色，果萼宿存，外被茸毛。

采集与使用

采集加工： 秋季果实成熟时采收，除去杂质，晒干。

药用部分： 成熟果实。

功效用途： 疏散风热，清利头目。用于风热感冒，头痛头风，目赤肿痛，目昏多泪，风湿痹痛等。

使用方法： 水煎服，或入丸散；外用，捣敷。

辨别要点

	单叶蔓荆	黄荆
花	圆锥花序顶生，花冠淡紫色或蓝紫色	聚伞花序，顶生，花冠淡紫色
叶	单叶对生，小叶片倒卵形或近圆形	掌状复叶，小叶多为5枚，少为3枚，叶片呈长圆状披针形至披针形

注意事项

胃虚及血虚有火而引起的头痛目眩者忌服。

虎耳草

科属 虎耳草科虎耳草属。

别名 老虎耳,耳聋草,石荷叶。

产地 河北、陕西、甘肃、江苏、江西等地。

性味归经 味微苦、辛,性寒;有小毒。入肺、脾、大肠经。

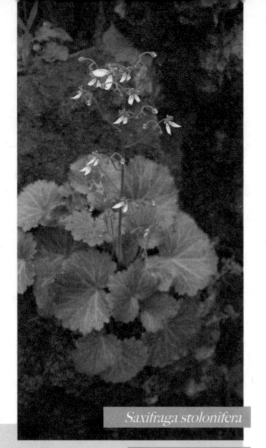

Saxifraga stolonifera

形态特征

多年生草本。全株被淡褐色粗毛,须根多。匍匐茎紫红色,落地后又生新苗,故称金线吊芙蓉。基生叶丛生,具长柄,叶片扁圆形,近心形,肉质。上面绿色,被腺毛,下面紫红色,被腺毛和斑点。聚伞花序,花瓣白色,5枚,具斑点。蒴果卵圆形,先端2深裂,呈喙状。

采集与使用

采集加工: 一年四季可采,采后洗净,鲜用或晒干备用。

药用部分: 全草。

功效用途: 清肺热,化脓,消炎,凉血解毒。用于肺痈,肺热咳嗽,中耳炎,痔疮出血,湿疹,荨麻疹,冻疮溃烂,月经过多,丹毒等。

使用方法: 水煎服;外用,捣汁滴或煎水熏洗。

注意事项

孕妇慎服。

辨别要点

虎耳草	
花	聚伞花序圆锥形状,萼片在花期开展至反曲,花瓣白色,中上部具紫红色斑点
叶	基生叶具长柄,叶片扁圆形或近心形,下面通常紫红色,有斑点,具掌状达缘脉序
果实	蒴果卵圆形,先端2深裂

野外认采草药彩色图鉴

虎杖

科属 蓼科虎杖属。

别名 酸杖，苦杖，斑根。

产地 主我国大不部分地区均产。

性味归经 味微苦，性微凉。入肝、胆、肺经。

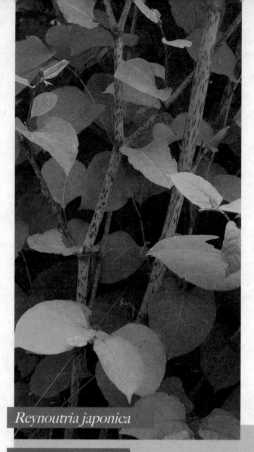

Reynoutria japonica

形态特征 多年生草本。根状茎粗壮，横生。茎直立，具纵棱和小突起，上面散生紫红花斑点。叶互生，叶片卵状椭圆形或宽卵形，近革质，基部宽楔形或截形，全缘。两面无毛，沿叶脉有小突起。圆锥状花序，腋生，花被片5裂，淡绿色。果实卵状，黑褐色，有光泽，宿存在花被内。

采集与使用

采集加工： 春秋二季采挖，除去须根，洗净，切片，晒干用。

药用部分： 根茎和根。

功效用途： 清热解毒，散瘀止痛，祛痰止咳，利湿退黄。用于风湿性关节炎，淋浊，带下，风湿痹痛，跌打损伤，瘀阻经闭，烧烫伤，恶疮癣疾，无名肿毒等。

使用方法： 水煎服，入丸剂或浸酒；外用，煎水洗或研粉调敷。

辨别要点

	虎杖
花	叶子两面无毛，叶脉和叶柄上有小突起
叶	圆锥状花序，苞片漏斗状，花梗中下部具关节

注意事项

孕妇忌服。

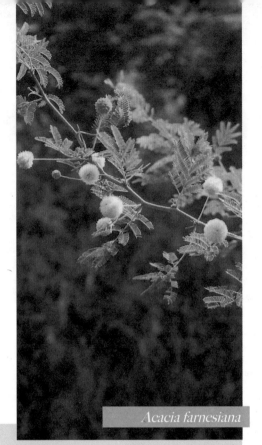

Acacia farnesiana

金合欢

科属 豆科金合欢属。

别名 鸭皂树，牛角花，刺球花。

产地 原产于澳大利亚，我国福建、广东、台湾、浙江等地均有分布。

性味归经 味酸涩，性平。入肝、肾、肺、胃经。

形态特征

落叶性灌木或小乔木。树皮粗糙，淡褐色，小枝多呈"之"字弯曲。二回羽状复叶，羽片4~8对，小叶片线状长圆形。秋春季间开金黄色花，头状花序，花多而密集，腋生，呈球形。花瓣连合呈管状。荚果圆筒形，褐色，种子多数。

采集与使用

采集加工： 全年可采，洗净，切片，晒干备用。

药用部分： 全株。

功效用途： 消痈排脓，收敛止血。用于关节炎，肺结核，肺痈，疮疖等。

使用方法： 水煎服。

注意事项

孕妇勿服；肝邪过甚者，易引起脚缩挛症，应慎用。

辨别要点

	金合欢
花	头状花序1~3朵簇生于叶腋，花黄色，密集呈球形
叶	托叶针刺状，二回羽状复叶长2~7厘米，小叶线状长圆形，长2~6毫米，宽2毫米左右
果实	果圆筒形，膨胀，褐色，种子卵形

野外认采草药彩色图鉴

金荞麦

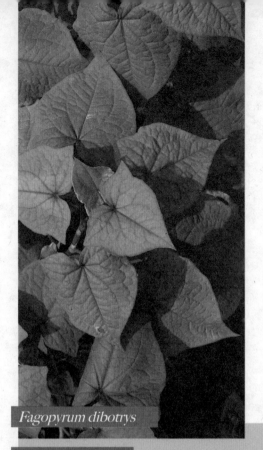

Fagopyrum dibotrys

科属 蓼科荞麦属。

别名 野荞麦，天荞麦，苦荞麦。

产地 主产于江苏、江西、陕西、湖北、湖南等地。

性味归经 味微辛、涩，性凉。入肺经。

形态特征

多年生草本。根状茎木质化，黑褐色，茎直立，具纵棱。叶片呈三角形状，顶端渐尖，基部近载形，全缘，两面具突起或柔毛。伞房花序，顶生或腋生，每苞内具2~4朵花，花被片5深裂，白色。瘦果宽卵形，具3棱，黑褐色。

采集与使用

采集加工： 冬季挖根，除去茎和须根，洗净，切段或小片，晒干。

药用部分： 根茎。

功效用途： 清热解毒，清肺化痰，排脓祛瘀。用于肺痈咳嗽，肺痈吐脓，咽喉肿痛，乳蛾肿痛等。

使用方法： 水煎服。

辨别要点

	金荞麦	荞麦
叶	叶片长4~12厘米，宽3~11厘米，呈三角形	叶片长2~7厘米，宽2~5厘米，基部心形，叶片呈三角形或卵状三角形
花	伞房花序，花被片白色，5深裂	总状花序，花被片白色或淡红色，5深裂

注意事项

用水或黄酒隔水密闭炖服。

野外认采草药彩色图鉴

金丝草

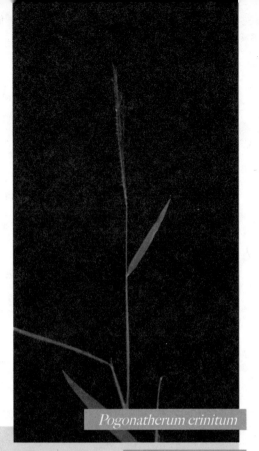

Pogonatherum crinitum

科属 禾本科金丝草属。

别名 笔仔草，黄毛草，猫毛草。

产地 江西、湖北、安徽、福建、浙江、台湾等地。

性味归经 味甘、淡，性凉。入脾、肾、膀胱经。

形态特征

多年生草本。杆丛生，具纵条纹，节明显，有白色柔毛。单叶互生，叶片扁平，线形，叶鞘边缘有毛。穗状花序，单生于秆顶，柔软弯曲，乳黄色。小穗成对，一无柄，一具柄，颖端被睫毛。颖果卵状长圆形，较小。

采集与使用

采集加工： 全年可采，洗净，晒干，扎把备用。

药用部分： 全草。

功效用途： 清热泻火，利尿，解暑。用于肾炎，水肿，尿路感染，感冒发热，高热，小儿久热不退，黄疸型肝炎，湿热黄疸，中暑，热病烦渴，小便短赤等。

使用方法： 水煎服；外用，煎水熏洗或研末调敷。

注意事项

金丝草勿多服，以免损肾脏引起阳弱症。

辨别要点

	金丝草	金发草
茎	秆丛生，直立，直径0.5~0.8毫米，具纵条纹，少分枝	秆像小竹一样坚硬，基部具鳞片，直径1~2毫米，上部节多分枝
叶	叶片线形，扁平，长1.5~5厘米，宽1~4毫米	叶片线形，扁平或内卷，质较硬

金银花

科属 忍冬科忍冬。

别名 二宝花，忍冬花，双花。

产地 全国大部分地区均产，主产于河南、山东等省。

性味归经 味甘，性寒。入肺、胃、心经。

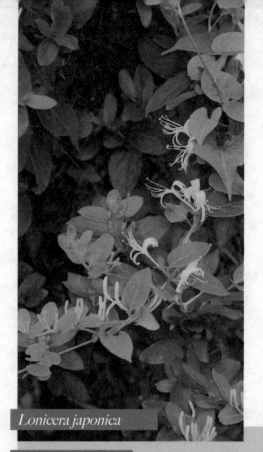

Lonicera japonica

形态特征

多年生常绿缠绕藤本。叶片纸质，卵形至矩圆状卵形，顶端尖，基部近心形。总花梗单生于小枝叶上部叶腋，一蒂两花，苞片叶状，较大。花冠筒状白色，后变成黄色，花瓣唇形，上唇裂片顶端钝形，下唇呈带状反曲。秋季结果，果实圆形，熟时蓝黑色。

采集与使用

采集加工： 春末夏初花含苞待放时采收，干燥。

药用部分： 花、叶、藤。

功效用途： 清热解毒，疏散风热。用于治疗肠痈肺痈，外感风热，喉痹咽痛，热毒痢疾。

使用方法： 水煎服。

辨别要点

金银花
一蒂有两花，黄白相映，因此被称为金银花

注意事项
脾胃虚寒及气虚疮疡脓清者忌用。

罗布麻

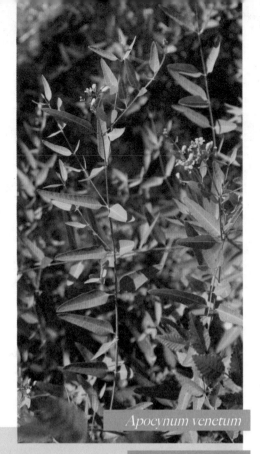

Apocynum venetum

科属 夹竹桃科罗布麻属。

别名 吉吉麻，羊肚拉脚，茶叶花。

产地 我国东北、华北、西北及黄河流域。

性味归经 味甘，苦，性凉。入肝经。

形态特征

多年生草本。全株具有乳汁，茎直立，紫红色或淡红色，光滑无毛。叶对生，叶片呈椭圆状披针形或卵圆状长圆形。基部圆形或楔形，顶端具小尖头，边缘具细锯齿，常反卷。聚伞花序生于茎顶或分枝上，花冠紫红色或粉红色。蓇葖果呈长角状，熟时黄褐色，沿粗脉开裂。

采集与使用

采集加工： 夏季采收，除去杂质，晒干。

药用部分： 叶子。

功效用途： 热利水，平肝安神。用于心悸失眠，高血压，眩晕，浮肿尿少，头痛等。

使用方法： 水煎服，或泡茶。

注意事项

脾虚慢惊者慎用。

辨别要点

	罗布麻
花	花冠钟形，下部呈筒状，紫红色或粉红色，顶端5裂
叶	叶片长2~5厘米，宽0.5~1.5厘米，具柄，顶端有中脉延长而成的尖头，两面光滑无毛
果实	蓇葖果长10~15厘米，顶端尖，基部钝，种子多数

玫瑰花

科属 蔷薇科蔷薇属。

别名 二刺玫瑰，刺玫花。

产地 主产于江苏、浙江、福建、山东等地。

性味归经 味甘、微苦，性温。入肝、脾经。

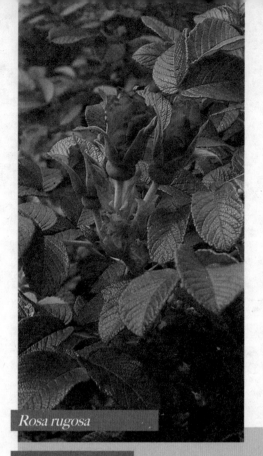

Rosa rugosa

形态特征

落叶小灌木。茎直立，丛生，分枝多，带有刺。单数羽状复叶互生，叶片椭圆形或椭圆状倒卵形，先端急尖或圆钝，基部楔形或圆形，边缘有细锯齿。花单生于叶腋或3~5朵聚生茎顶，苞片卵形，花冠大，紫红色。瘦果扁球形，熟时红色，萼片宿存。

采集与使用

采集加工： 春末夏初花将开放时采摘，及时低温干。

药用部分： 花蕾。

功效用途： 疏肝理气，解郁，和血，止痛。用于月经不调，损伤瘀痛，肝胃不和，胃脘痛，嗳气则舒，肝郁吐血，咳嗽咯血，神经性头痛等。

使用方法： 水煎服。

辨别要点

	玫瑰花
花	单生于叶腋或数朵聚生，苞片边缘有腺毛，花冠鲜艳，入药的为紫红色
叶	单数羽状复叶，小叶5~9片，长1.5~4.5厘米，宽1~2.5厘米，椭圆形，上面无毛，深绿色
果实	瘦果扁球形，熟后为红色，萼片宿存

注意事项

阴虚有火者勿服。

一 野外认采草药彩色图鉴 一

枇杷

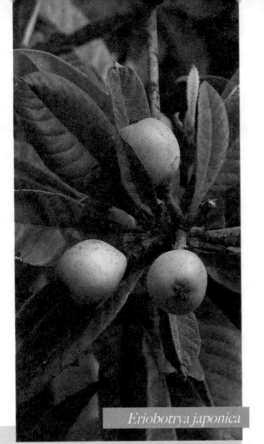

Eriobotrya japonica

科属 蔷薇科枇杷属。

别名 枇杷叶，卢橘叶。

产地 主产于广东、广西、江苏、浙江等地。

性味归经 味苦，性微寒。入肺、胃经。

采集与使用

采集加工： 全年可采集，晒至七八成干的时候，扎成小把，再晒干。刷去茸毛，切丝。

药用部分： 叶、花。

功效用途： 清肺止咳，止呕降逆。用于久咳，伤风感冒，咳嗽，慢性气管炎，肺热痰嗽，咯血，胃热呕秽等。

使用方法： 水煎服。

注意事项 ————

腹泻者及小儿脾虚弱者忌服。

形态特征

常绿小乔木。全株被淡褐色茸毛，小枝粗壮，黄褐色。叶互生，具短柄，叶片长椭圆状披针形，先端急尖或渐尖，基部渐狭成叶柄，有疏锯齿缘。圆锥花序顶生，多花。萼筒浅杯状，萼片三角卵形。花瓣倒卵形，5片，白色。果实球形或长圆形，成熟时黄色。

辨别要点

	枇杷
花	花瓣白色，长圆形或倒卵形，基部具爪，有锈色茸毛
叶	叶片革质，长 12~30 厘米，宽 3~9 厘米，上面光亮，多皱，下面密生灰棕色茸毛
果实	果实黄色，长圆形或卵形，直径 2~5 厘米

野外认采草药彩色图鉴

青葙

科属 苋科青葙属。

别名 青葙子，野鸡冠花，牛尾巴子。

产地 我国中部及南部各省。

性味归经 味苦，性微寒。入肝经。

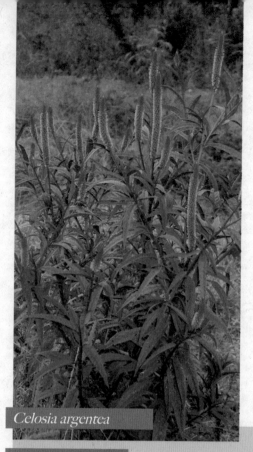

Celosia argentea

形态特征

一年生草本。茎直立，绿色或红色，有分枝。叶互生，叶片披针形，绿色中带着红色，具小芒尖，基部渐狭。穗状花序顶生，直立，圆锥形，花多数，密集。花被片初为白色顶端带红色，或全部粉红色，后成为白色。胞果卵形，被宿存花被片包裹。

采集与使用

采集加工： 秋季果实成熟时割下全株或摘下果穗，收集种子，除去杂质，晒干。

药用部分： 干燥成熟种子。

功效用途： 清泻肝火，明目退翳。用于目赤肿痛，肝炎上火，头痛眩晕，急躁不寐。

使用方法： 水煎服。

辨别要点

	青葙
花	多数，密生在茎端或枝端，形成穗状花序，苞片及小苞片光亮，白色
叶	叶片披针形，长5~8厘米，宽1~3厘米，绿中带红色，具小芒尖，基部渐狭
果实	胞果卵形，包裹在宿存花被片内

注意事项

肝肾虚及瞳孔散大者忌用；青光眼患者禁服。

野外认采草药彩色图鉴

130

使君子

科属 使君子科使君子属。

别名 留求子，五棱子，史君子。

产地 主产于四川、广东、福建、广西、云南等地。

性味归经 味甘，性温。入脾、胃经。

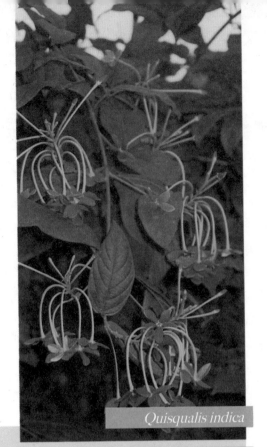

Quisqualis indica

采集与使用

采集加工： 秋季果实成熟未开裂时采集，晒干即为使君子。去果皮后即为使君子仁。

药用部分： 成熟果实。

功效用途： 杀虫消积。用于虫积腹痛，小儿疳积，蛔虫病，蛲虫病。

使用方法： 使君子捣碎入煎剂；使君子仁炒香嚼服。

注意事项

使君子不宜大量服用，以免引起呃逆、眩晕等反应；忌与热茶同饮。

> **形态特征**

藤本状灌木。叶对生，叶片卵形或椭圆形，先端短渐尖，基部钝圆，上面无毛，下面疏被棕色柔毛。穗状花序顶生，花下垂，略带香味，花柱长。花瓣5片，初为白色，后变为淡红色。核果椭圆形或卵圆形，具5条纵棱。

辨别要点

	使君子	小花使君子
花	花药长1.5毫米，萼管长5~9厘米，苞片卵形	花药长0.8毫米，萼管长2厘米左右，苞片叶状
叶	叶片膜质，卵形或椭圆形，下面有棕色柔毛	叶片纸质，长圆形，下面中肋无疏毛
果实	果卵形短尖，成熟时青黑色或栗色	果卵形，有光泽，成熟时黑色

一 野外认采草药彩色图鉴 一

131

夜香牛

科属 菊科斑鸠菊属。

别名 一枝香，消山虎，伤寒草。

产地 我国南部地区，浙江、江西、广东、台湾等地。

性味归经 味甘、苦，性凉。入肺、肝、心经。

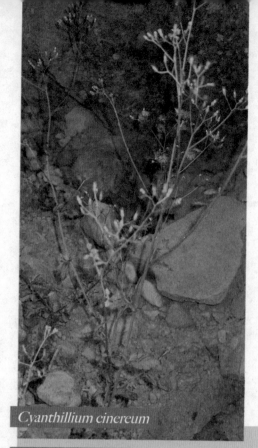

Cyanthillium cinereum

形态特征

一年生草本。茎直立，柔弱，有细棱线，少分枝，稍被毛。叶互生，具柄，叶片披针形、卵形或倒卵形，先端钝或短尖，叶边缘有浅齿。头状花序，管状花两性，淡紫红色。花期较长，全年可开花。瘦果圆柱形，基部截形，具白色冠毛，多数。

采集与使用

采集加工： 夏秋季采集，洗净，晒干备用。

药用部分： 全草（即伤寒草）。

功效用途： 疏风散热，解毒凉血，安神镇静，除湿。用于感冒发热，咳嗽，湿热腹痛，神经衰弱，失眠，疔疮肿毒等。

使用方法： 水煎服；外用，研末调敷或鲜品捣敷。

辨别要点

	夜香牛
花	头状花序排列成疏散的伞房花序，花冠淡紫红色，管状，先端5裂
叶	叶片长2~6厘米，宽1~3厘米，呈披针形、卵形或倒卵形，两面被毛
果实	瘦果长约2毫米，圆柱形，冠毛白色

注意事项

胃寒者不宜用。

鱼腥草

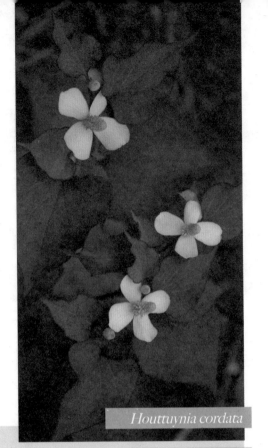

Houttuynia cordata

科属 三白草科蕺菜属。

别名 臭菜，狗贴耳，蕺菜。

产地 主产于浙江、安徽、湖北、江苏等地。

性味归经 味辛，性微寒。入肺经。

形态特征

多年生草本。根茎下部匍匐地面，具有鱼腥臭气味。叶片薄纸质，互生，叶片心形，先端渐尖，全缘。穗状花序顶生，小花淡黄色，总苞 4 片为白色，倒卵形或长圆形。蒴果近球形，花柱宿存。

采集与使用

采集加工：夏季枝叶繁茂时采集。洗净，晒干或鲜用。

药用部分：全草。

功效用途：清热解毒，利尿通淋，消痈排脓。用于肺痈吐脓，痰热喘咳，痈肿疔毒，热淋。

使用方法：水煎服；外用，捣敷或煎水熏洗患处。

注意事项

虚寒证及阴性外疡忌服；不可久煎，剂量不宜过多。

辨别要点

鱼腥草	
花	穗状花序顶生，小花淡黄色
叶	叶片较薄，心形，长 3~10 厘米，宽 3~11 厘米，叶上面密生腺点，叶下面常呈紫红色
果实	蒴果较小，近球形，顶端有宿存的花柱

野外认采草药彩色图鉴

133

泽漆

科属 大戟科大戟属。

别名 猫儿眼睛草，五灯头草，乳浆草。

产地 全国大部分地区均有分布，主产于江苏、浙江等地。

性味归经 味辛、苦，性凉，有毒。入大肠、小肠、肺经。

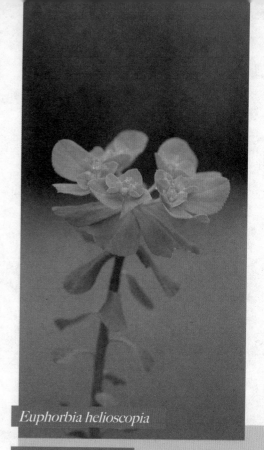

Euphorbia helioscopia

形态特征

一年生或二年生草本。全株含有乳汁。自基部分枝，紫红色。单叶互生，叶片匙形或倒卵形，先端钝圆或微凹，边缘在中部以上有细锯齿。聚伞花序顶生，伞梗5个，每伞梗再分2~3个小伞梗，每个小伞梗又分2叉。伞梗基部轮生苞片呈叶状，总苞杯状。花单性，无花被。蒴果平滑，种子上面具网纹，卵形。

采集与使用

采集加工： 春夏花开时采集全草，除去杂质，晒干。

药用部分： 全草。

功效用途： 利水消肿，化痰散结，解毒杀虫。用于水肿，肝硬化腹水，肺热咳嗽，痰饮咳喘，瘰疬，菌痢等。

使用方法： 水煎服，或入丸散；外用，煎水外洗，熬膏外涂或研末调敷。

辨别要点

	泽漆
花	小伞梗多次分叉，总苞顶端4裂，黄绿色
叶	叶片长1~3厘米，宽0.5~1.8厘米，两面深绿色，疏被长毛
果实	种子褐色，卵形，长约2毫米

注意事项

胃寒者不宜用。

草麻黄

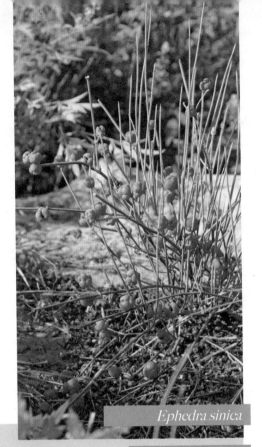

Ephedra sinica

科属 麻黄科麻黄属。

别名 麻黄草，华麻黄。

产地 主产于河北、河南、内蒙古、辽宁、吉林等地。

性味归经 味辛、微苦，性温。入肺、膀胱经。

形态特征

草本状灌木。茎匍匐，长圆柱状，具节，小枝直伸或微曲。鳞叶膜质鞘状，下部1/2合生，上部2裂，裂片锐三角形。雄花呈复穗状，具梗，花丝合生；雌花单生，成熟时苞片增大成浆果状，肉质，红色。种子2粒，三角状卵圆形或宽卵圆形。

采集与使用

采集加工： 秋季采割绿色的草质茎，晒干。

药用部分： 草质茎（即麻黄）。

功效用途： 发汗解表，利水消肿，宣肺平喘。用于风寒感冒，咳嗽痰喘，风水浮肿，风湿痹证，黄疸尿少等。

使用方法： 水煎服。

注意事项

表虚自汗，阴虚盗汗，虚喘者慎用。

辨别要点

	草麻黄	木贼麻黄
茎	木质茎短，匍匐，小枝直伸或微曲，节间长	木质茎粗长，直立，少部分匍匐状，小枝细，节间短
花	雄花呈复穗状，具梗，雌花单生	雄花球单生或3~4个生于节上，无梗或有短梗，雌花常2个生于节上

穿心莲

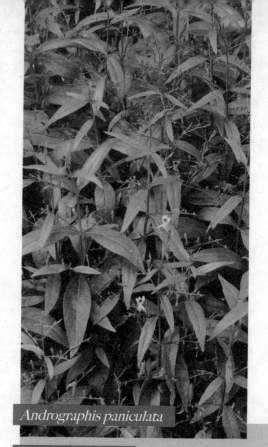

Andrographis paniculata

科属 爵床科穿心莲属。

别名 一见喜，榄核莲，苦胆草。

产地 主产于福建、广东、广西等地。

性味归经 味苦，性寒。入心、肺、大肠、膀胱经。

形态特征

一年生草本。茎有4棱，方形，下部多分枝，膨大节呈膝状，容易折断。叶片深绿色，两面光滑，卵状披针形，顶端略钝。茎叶的味道极苦。花多近唇形，疏散的白花顶生或腋生。花冠白色，下唇带有紫色斑纹。蒴果扁，种子呈四方形，有皱纹。

采集与使用

采集加工： 夏秋季采全草。洗净、切段、晒干备用。

药用部分： 地上部分。

功效用途： 清热解毒，凉血，消肿。用于咽喉肿痛，感冒发热，肺热咳喘，泄泻痢疾，热淋涩痛，口舌生疮，毒蛇咬伤等。

使用方法： 水煎服，或研末吞服；外用，捣敷。

辨别要点

	穿心莲	疏花穿心莲
花	花冠较小，下唇带有紫色斑纹	花冠白色，冠管膨大内弯，冠檐裂片卵形，前裂片较大
叶	叶片卵状披针形，顶端略	叶片薄纸质，多为卵形，顶端渐尖
果实	果实和橄榄核很相似，稍扁	蒴果呈线状长圆形，两侧压扁状

注意事项 ————

脾胃虚寒者不宜使用。

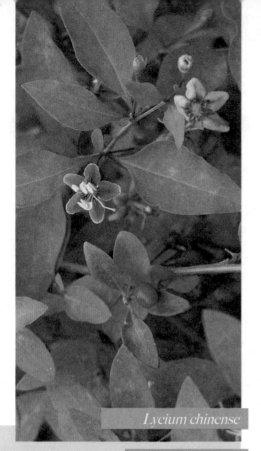

Lycium chinense

枸杞

科属 茄科枸杞属。

别名 枸杞子，红耳坠，地骨子。

产地 河北、陕西、甘肃、宁夏等地。

性味归经 味甘，性平。入肝、肾经。

落叶蔓状小灌木。枝上有粗刺。叶纸质，互生或2~4枚簇生，叶片多样，卵状菱形、卵形、长椭圆形或卵状披针形，全缘。花在长枝上单生或双生于叶腋，在短枝上同叶簇生。花冠5深裂，淡紫色，漏斗状，筒部向上骤然扩大。浆果卵状，鲜红色。

采集与使用

采集加工： 夏秋二季果实成熟时采收，晾至皮皱后，晒干，除去果梗。

药用部分： 成熟果实（即枸杞子）。

功效用途： 滋补肝肾，益精明目。用于腰膝酸软，肝肾阴虚，视物不清，血虚萎黄，内热消渴，体虚等。

使用方法： 水煎服，熬汤、浸酒或入丸散。

辨别要点

	枸杞
花	花冠淡紫色，5深裂，漏斗状，顶端圆钝，平展或稍向外反曲
叶	叶互生或2~4枚簇生，叶片呈卵状菱形、卵形、长椭圆形或卵状披针形
果实	浆果红色，卵状

一 野外认采草药彩色图鉴 一

骨碎补

科属 骨碎补科骨碎补属。

别名 石碎补，石毛姜，猴姜。

产地 辽宁、江苏、台湾、福建等地。

性味归经 味苦，性温。入肝、肾经。

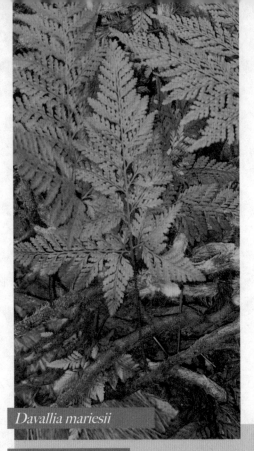

Davallia mariesii

形态特征

生于石壁或老树干上草本。根状茎横生，密被棕黄色线状披针形鳞毛。叶具长柄，叶片呈五角形，先端渐尖，基部浅心形。四回羽状分裂，下羽片长而裂片细碎。孢子囊群生于小脉顶端，囊群盖管状，先端截形，膜质。

采集与使用

采集加工： 全年均可采收，除去泥沙，干燥。

药用部分： 根茎。

功效用途： 补肾强骨，活血止痛。用于肾虚，耳鸣耳聋，牙痛，跌打损伤，肾虚腰痛，筋骨折伤等。

使用方法： 水煎服；外用，捣敷或浸酒擦患处。

辨别要点

	骨碎补
茎	茎有点像根，横走，密被蓬松灰棕色鳞片
叶	叶片五角形，先端渐尖，基部浅心脏形，四回羽状分裂，坚草质，干后棕褐色至褐绿色
果实	孢子囊群生于小脉顶端，囊群盖管状

注意事项

阴虚内热，无瘀血者慎用。

荭草

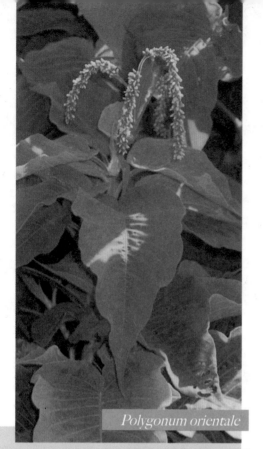

Polygonum orientale

科属 蓼科蓼属。

别名 水红花，东方蓼，红蓼。

产地 江苏、辽宁、吉林、山东、四川等地。

性味归经 味咸，性微寒。入肝、胃经。

形态特征

一年生草本。全株有粗长毛，茎粗壮，上部多分枝，节明显。叶互生，宽卵形或卵状披针形，顶端渐尖，全缘，密生缘毛，托叶鞘筒状，环状抱茎。总状花序呈穗状，花密生，微下垂。花被5深裂，淡红色或白色。果实近圆形，扁平，中间微凹，黑褐色，有光泽。

采集与使用

采集加工： 秋季果实成熟时，摘取果穗，晒干，打下果实，除去杂质，备用。

药用部分： 果实。

功效用途： 散血消癥，消积止痛。用于癥瘕积聚，食积胀痛，水肿腹水等。

使用方法： 水煎服。

注意事项

血分无瘀滞及脾胃虚寒者忌服。

辨别要点

	荭草	水蓼
叶	叶片宽卵形或卵状披针形，两面密生短柔毛	叶片披针形或椭圆状披针形，两面无毛
花	花密集，花被片淡红色或白色	花稀疏，下部间断，花被片绿色，上部白色或淡红色
果实	瘦果近圆形，有光泽	瘦果卵形，无光泽

野外认采草药彩色图鉴

茴香

科属 伞形科茴香属。

别名 小茴香，谷香，谷茴香。

产地 主产于内蒙古、甘肃、山西、辽宁等地。

性味归经 味辛，性温。入肝、肾、脾、胃经。

形态特征

多年生草本。茎直立，上面被白粉，多分枝。具强烈香气，基生叶丛生，具长柄，叶柄基部呈鞘状抱茎。茎生叶三至四回羽状复叶，小叶片线形至丝线形。复伞形花序顶生或侧生，花瓣黄色，倒卵形。双悬果呈圆柱形，两端略尖。分果长椭圆形，背部有5条纵棱。

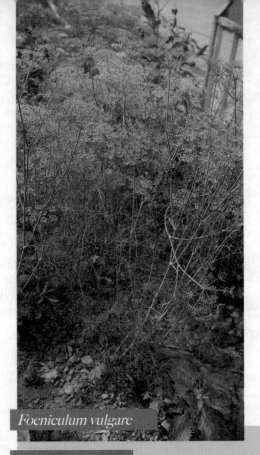

Foeniculum vulgare

采集与使用

采集加工： 秋季果熟时采割植株，晒干，打下果实，除去杂质燥。

药用部分： 成熟果实。

功效用途： 散寒止痛，理气中和。用于少腹冷痛，食少吐泻，脘腹胀痛，痛经，虚寒气滞等。

使用方法： 水煎服。

辨别要点

	茴香
花	小花黄色，花瓣倒卵形或近倒卵形，先端有内折小舌片
叶	基生叶具长柄，中上部叶的叶柄部分或全部呈鞘状，叶片线形，羽状全裂
果实	果实为双悬果，分果长圆形，具5棱

注意事项

有实热及虚火者慎用。

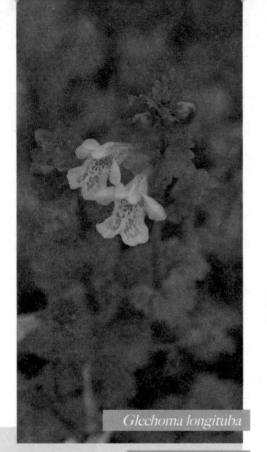

Glechoma longituba

活血丹

科属 唇形科活血丹属。

别名 透骨消，连钱草，铜钱草。

产地 全国大部分地区均有分布。

性味归经 味辛、微苦，性微寒。入肝、胆、膀胱经。

形态特征

多年匍匐草本。茎细长，呈四棱形，节上生根。叶对生，草质，有柄，叶片心形或近肾形，两面被柔毛或硬毛，叶边缘有圆齿。轮伞花序，小苞片线形，花冠蓝色或紫色，下唇具深色斑点。坚果长圆状卵形，深褐色，基部略成三棱形。

采集与使用

采集加工： 春至秋季采集，除去杂质，鲜用或晒干备用。

药用部分： 地上部分。

功效用途： 清热解毒，散瘀消肿，利水通淋。用于热淋，石淋，湿热黄疸，痈疽，跌打肿毒等。

使用方法： 水煎服；外用，煎水洗。

注意事项 ————

气虚及胃虚火者少用。

辨别要点

	荭草
叶	通常2~3朵簇生，小苞片线形，萼片筒状，花冠蓝色或紫色
花	叶片心形或近肾形，长1.5~3厘米，宽1.5~5.5厘米，边缘有浅齿
果实	小坚果长圆状卵形，约1.5毫米

野外认采草药彩色图鉴

姜

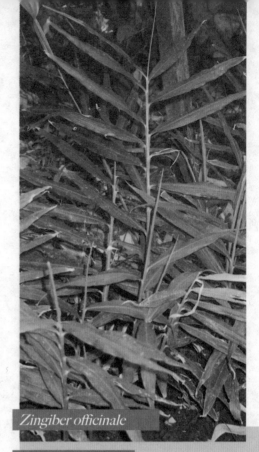

Zingiber officinale

科属 姜科姜属。

别名 鲜姜，生姜。

产地 全国各地均有分布。

性味归经 味辛，性微温。入肺、胃、脾经。

形态特征

多年生宿根草本。根茎肉质，扁圆横走，分枝，气味芳香辛辣。叶互生，无柄，具长鞘，抱茎。叶片呈线状披针形。夏秋间开绿黄色花，花茎自根茎抽出，穗状花序椭圆形。苞片卵形，花冠黄绿色。蒴果三瓣裂，种子黑色。

辨别要点

	姜	乌姜
根	根状茎肥厚，多分枝，上面黄褐色，内面浅黄色，有芳香和辛辣味	根茎肥厚，外面白色，内面蓝紫色，味道微甜
叶	叶片呈线状披针形，无毛	叶片呈狭披针形，上面被紫褐色腺点，下面被长柔毛
花	苞片淡绿色，卵形，花冠黄绿色	苞片紫红色，长椭圆形，花白色

采集与使用

采集加工： 秋冬季采根茎，除去须根和泥沙。

药用部分： 根茎。

功效用途： 发表散寒，温中止呕，化痰止咳，解毒。用于感冒风寒表证，风寒咳嗽，恶心呕吐，腹胀满泻泄等。

使用方法： 水煎服。

注意事项

阴虚内热者忌服。

一 野外认采草药彩色图鉴 一

荆芥

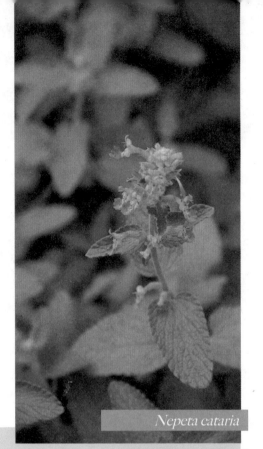

Nepeta cataria

科属 唇形科荆芥属。

别名 稳齿草，假苏，线荠。

产地 江苏、浙江、湖北、湖南、河北等地。

性味归经 味辛，性微温。入肝、肺经。

多年生草木。茎基部木质化，上部四棱形，被白毛。叶对生，叶片卵状至三角状心形，边缘具粗圆齿。上面黄绿色，下面白黄色，两面均被毛。轮伞花序，多花，顶生呈间断的假穗状花序。花萼外被柔毛，花冠青紫色，二唇形。小坚果卵形，灰褐色。

采集与使用

采集加工： 夏秋二季采收，洗净，晒干。

药用部分： 地上部分。

功效用途： 祛风解表，透疹消疮。用于寒热感冒，痘疹斑疹，头痛，麻疹，痈肿疮疡，损伤痹痛等。

使用方法： 水煎服，或入丸散；外用，捣敷或煎水洗。

注意事项

表虚盗汗，阴虚头痛者忌服。

辨别要点

	荆芥
茎	茎四棱形，多分枝，具浅槽，被白色短柔毛
叶	叶片边缘有圆齿，长 2.5~7 厘米，基部心形至截形
花	花萼紫色，先端 5 裂，花冠青紫色，上唇 2 裂，下唇 3 裂

野外认采草药彩色图鉴

韭菜

科属 姜百合科葱属。

别名 起阳草，韭菜子，韭子。

产地 我国各地均产，以河北、山西、吉林、安徽等地产量较大。

性味归经 味辛、甘，性温。入肝、肾经。

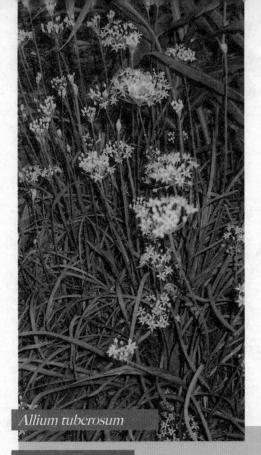

Allium tuberosum

形态特征

多年生草本。须根系，没有主侧根。叶丛生，叶片扁平线状形，全缘。花葶由茎抽出，伞形花序顶生。总苞锥形，内有小花20~30朵，花小，花冠白色。蒴果倒卵状三棱形，3室，成熟后开裂。种子半圆形，黑色。

采集与使用

采集加工： 秋季果实成熟时采集果序，晒干，搓出种子，除去杂质。

药用部分： 成熟种子（即韭菜子）。

功效用途： 温补肝肾，壮阳固精。用于阳痿遗精，肝肾亏虚，腰膝酸痛，尿频，白浊带下等。

使用方法： 水煎服，或入丸散。

辨别要点

	韭菜
花	伞形花序，总苞片锥形，内有小花20~30朵，花冠白色，花被片6片
叶	叶丛生，叶片扁平线状形，簇生在鳞茎上，上面有蜡粉
果实	蒴果倒卵状三棱形，成熟后开裂，种子黑色

注意事项 ———————

阴虚火旺者忌服。

荠菜

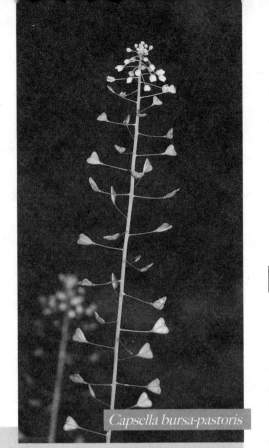

Capsella bursa-pastoris

科属 十字花科荠属。

别名 荠，菱角菜，护生菜。

产地 全国各地均有分布。

性味归经 味甘，性平。入心、肝、肾经。

一年生或二年生草本。主根白色，瘦长。茎直立，单一或基部分枝。基生叶丛生，莲座状，叶片羽状深裂。茎生叶披针形或长圆形，基部抱茎，边缘有缺刻或锯齿。总状花序顶生或腋生，萼片长圆形，花瓣白色，具短爪，十字形开放。短角果呈倒三角形，先端微凹。种子2列，多数，细小。

采集与使用

采集加工： 3—5月采收，洗净，晒干。

药用部分： 全草。

功效用途： 利尿消肿，明目止血。用于痢疾，泄泻，水肿，小便不利，目生翳膜，吐血，便血，月经过多等等。

使用方法： 水煎服。

辨别要点

	荠菜
花	花多数，具梗，花瓣4枚，白色，呈十字花形
叶	基生叶长约12厘米，顶裂片较大，长0.5~3厘米，侧裂片较小，具柄
果实	果实倒三角形，扁平，长6~8毫米，种子浅褐色

野外认采草药彩色图鉴

荔枝

科属 无患子科荔枝属。

别名 鲜丹荔,离枝,荔果。

产地 我国南部、西南部和东南部,主产于广东、福建等地。

性味归经 味甘、微苦,性温。入肝、肾经。

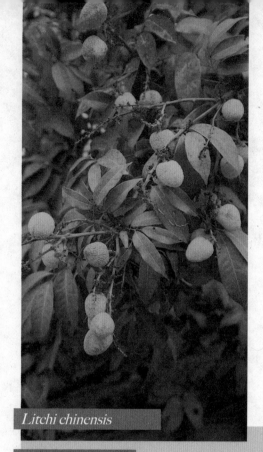

Litchi chinensis

形态特征

常绿乔木。茎上部多分枝,幼枝圆柱形,具白色小点。叶互生,偶数羽状复叶,叶片披针形或卵状披针形,基部楔形稍偏斜,先端锐尖,全缘。春季开绿白色或淡黄色花,圆锥花序顶生。核果近球形,成熟时红色至暗红色,有瘤状小突起。

采集与使用

采集加工: 夏季果实成熟时,摘取果实,除去果皮和肉质假种皮,洗净,晒干。

药用部分: 荔枝核。

功效用途: 理气止痛,行气散寒。用于睾丸肿痛,痛经,产后腹痛,疝气等。

使用方法: 水煎服,或入丸散。

辨别要点

	荔枝
花	圆锥花序顶生,小花绿白色或淡黄色,花萼被金黄色短柔毛
叶	小叶2~3对,革质,披针形或卵状披针形,长6~15厘米,宽2~4厘米
果实	核果近球形,种子被肉质假种皮包裹

注意事项

幼儿及儿童宜压汁饮服,痰湿盛者慎用。

香茅

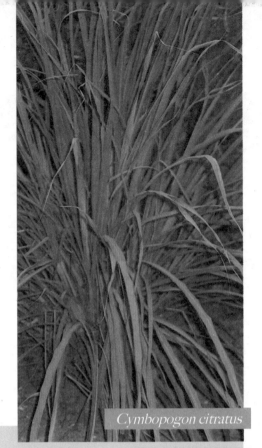

Cymbopogon citratus

科属 禾本科香茅属。

别名 稳香草，香茅草，柠檬茅。

产地 山东、安徽、河南、浙江、江苏等地。

性味归经 味辛，性温。入肺、胃经。

形态特征

多年生草本。丛生，具柠檬香气。叶舌质厚，叶片呈条形，顶端长渐尖，边缘粗糙。两面灰白色，粗糙。佛焰苞披针形，伪圆锥花序疏散，由多数总状花序组成，6—11月间开花。总状花序双对，穗轴节具毛，舟形总苞，小穗无芒，无梗小穗两性。有梗小穗紫色。

采集与使用

采集加工： 全年可采，洗净，晒干备用。

药用部分： 全草。

功效用途： 止咳平喘，疏风解表，散寒利湿。用于跌打肿痛，头痛，胃肠胀痛，月经不调，泄泻，感冒发热，喘咳气急，咳嗽，风湿痹痛等。

使用方法： 水煎服；外用，煎水洗或研末调敷。

注意事项

阴虚火躁者忌服。

辨别要点

	香茅
茎	秆粗壮，节下被蜡粉，全株具柠檬香气
叶	叶片宽条形，两面灰白色，长30~90厘米，宽1厘米左右

野外认采草药彩色图鉴

牵牛

科属 旋花科牵牛属。

别名 喇叭花，草金铃，牵牛花。

产地 全国各地均产。

性味归经 味苦，性寒；有毒。入肺、肾、大肠经。

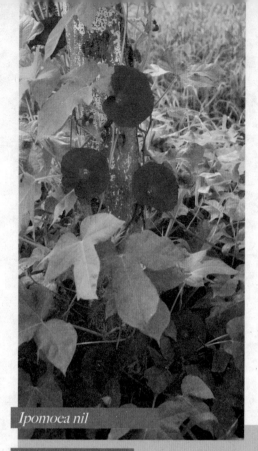

Ipomoea nil

形态特征 ▶ 一年生攀缘草本。茎上被短柔毛和长硬毛，叶片卵形或近圆形，3裂，稀5裂，基部心形。中裂片长圆形，渐尖，侧裂片较短。花腋生，单生或2朵一组生在花序梗顶。苞片叶状或线形，花冠漏斗状，蓝紫色或紫红色。蒴果近球形，3瓣裂，种子卵状三棱形。

采集与使用

采集加工： 7—10月间果实成熟时割下藤，打下种子，除去杂质，晒干。

药用部分： 成熟种子（即牵牛子）。

功效用途： 泻水通便，杀虫攻积。用于水肿，膨胀，虫积腹痛，痰饮积聚，二便不通等。

使用方法： 水煎服，或入丸散。

辨别要点

	牵牛	圆叶牵牛
花	花冠蓝紫色或紫红色，花冠管颜色较淡	花冠紫红色、红色或白色，花冠管通常为白色，花瓣内面颜色较外面颜色深
叶	叶片卵形或近圆形，3裂，稀5裂	叶片呈圆心状或宽卵状心形，大部分全缘，稀3裂

注意事项

孕妇忌用，不宜和巴豆同用。

一 野外认采草药彩色图鉴 一

148

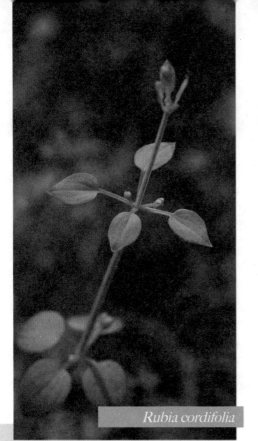

Rubia cordifolia

茜草

科属 茜草科茜草属。

别名 血见愁，活血丹，土丹参。

产地 主产于河北、陕西、河南、安徽、山东等地。

性味归经 味苦，性寒。入肝经。

形态特征

多年生草质攀缘藤本。根状茎呈结节状，多须根，均为红色。茎细长，方柱形，棱上有皮刺。叶片纸质，多4枚轮生，呈披针形或长圆状披针形。顶端渐尖，基部心形，两面粗糙，边缘具皮刺。聚伞花序，顶生或腋生，花多数，花冠淡黄色。果实近球形，成熟后为橘黄色。

采集与使用

采集加工： 春秋二季采挖，除去泥沙，晒干。

药用部分： 根和根茎。

功效用途： 活血化瘀，止血，通经。用于吐血，衄血，痢血，跌打损伤，风湿痹痛，崩漏，外伤出血等。

使用方法： 水煎服，或入丸散。

注意事项

阴虚火燥者忌服。

辨别要点

	茜草
茎	根状茎和须根均为红色，茎具4棱，棱上生皮刺
叶	叶片多4枚轮生，具柄，两面粗糙，脉上有小皮刺
果实	聚伞花序，花多数，淡黄色小花

威灵仙

科属 毛茛科铁线莲属。

别名 铁脚威灵仙，灵仙，九草阶。

产地 我国大部分地区均产。

性味归经 味辛、咸，性温，有小毒。入膀胱经。

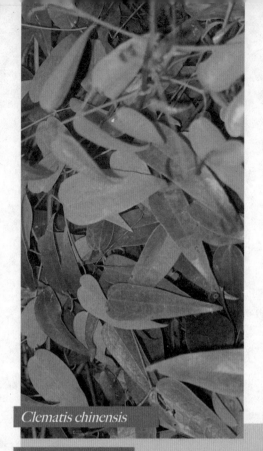

Clematis chinensis

形态特征

木质藤本。新鲜的茎光滑无毛，有纵行纤维条纹，茎叶干后变黑色。叶对生，羽状复叶，小叶3~5片，叶片狭卵形至三角状卵形，全缘，沿叶脉有毛。圆锥状聚伞花序，顶生或腋生，花被片白色。瘦果扁平状卵形，疏生柔毛。

采集与使用

采集加工： 秋季采挖，除去茎叶、泥沙，洗净，晒干备用。

药用部分： 根及根茎。

功效用途： 祛风除湿，通经络。用于治疗风湿痹痛，肢体麻木，屈伸不利，筋脉拘挛等。

使用方法： 水煎服。

辨别要点

	威灵仙	安徽威灵仙
花	聚伞花序，多花，花较小	花单生或3朵形成聚伞花序
叶	叶片狭卵形至三角状卵形，长1~10厘米，宽1~7厘米	叶片卵状披针形至卵形，长4~8厘米，宽1~5厘米
果实	瘦果扁平状卵形，疏生柔毛	瘦果宽卵形，有柔毛

注意事项

气虚血弱者及无风寒湿邪者慎用。

香椿

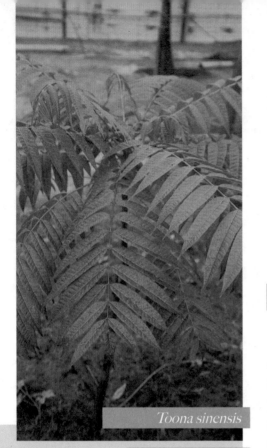

Toona sinensis

科属 楝科香椿属。

别名 香椿芽，香椿子。

产地 主产于山东、河北、河南等地。

性味归经 味苦、涩，性温。入大肠、胃经。

采集与使用

采集加工： 全年可采根皮，夏秋采叶，秋季采果。

药用部分： 香椿根皮、叶、香椿子。

功效用途： 祛风利湿，止血止痛。用于痢疾，肠炎，血崩等。

使用方法： 水煎服。

形态特征

落叶性乔木。树皮赤褐色，成片状剥落。叶有特殊香气，偶数羽状复叶，互生，小叶对生或近对生，叶片卵状披针形或卵状长椭圆形，先端尾尖，边缘有疏浅锯齿。夏季开白花，圆锥花序顶生。多花，具短梗，萼5裂，花瓣长圆形。蒴果长椭圆形，种子有翅。

辨别要点

	香椿
花	圆锥花序和叶等长或更长，被短柔毛，花瓣白色
叶	小叶纸质，卵状披针形，长9~15厘米，宽2.5~4厘米，有特殊香气
果实	蒴果长椭圆形，深褐色，果瓣薄，种子上端有膜质长翅

相思藤

科属 豆科相思子属。

别名 相思子，相思豆，红珠木。

产地 广东、云南、广西、台湾。

性味归经 味苦，性平；有大毒。入胃、心、大肠经。

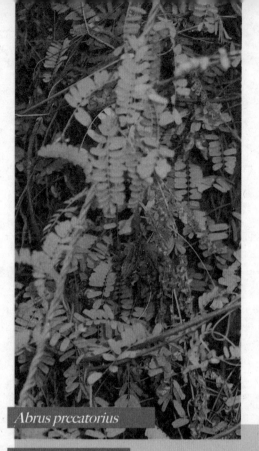

Abrus precatorius

> **形态特征**

一年生或越年生缠绕性藤本。叶互生，羽状复叶，叶片长圆状倒卵形，先端截形，具小尖头，全缘。总状花序腋生，花序轴粗短，花小，数朵簇生。花瓣蝶形，紫色。荚果长椭圆形，稍膨胀，先端有弯曲的喙，成熟后开裂。种子椭圆形，上部为鲜红色，下部为黑色，有光泽。

采集与使用

采集加工： 夏秋季果实成熟时分批次采集果荚，晒干，打下果实。

药用部分： 种子（即相思子）。

功效用途： 涌吐，杀虫。用于痈肿，皮肤病，疥疮，顽癣等。

使用方法： 外用，捣烂敷患处。

辨别要点

	相思藤
花	花冠蝶形，旗瓣阔卵形，基部有三角状的爪，翼瓣和龙骨瓣较狭窄
叶	小叶 8~13 对，先端截形，具小尖头，上面无毛，下面被稀疏白色糙伏毛
果实	荚果长椭圆形，果瓣革质，成熟时开裂，种子 2~6 粒

注意事项

种子毒性较强，不可内服，误食者可以致死。

茵陈蒿

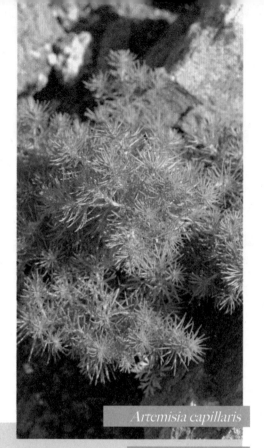

Artemisia capillaris

科属 菊科蒿属。

别名 茵陈，绵茵陈。

产地 全国大部分地区均产。

性味归经 味苦、辛，性微寒。
入脾、胃、肝、胆经。

形态特征

半灌木状草本。全株有浓烈香气。茵陈蒿经冬不死，春天新苗会由陈茎再生出。基生叶片卵圆形或卵状椭圆形，二至三回羽状全裂，小裂片狭线形。上部叶羽状全5裂或3裂，基部裂片抱茎。头状花序，花多数，黄绿色，花冠狭管状。瘦果黄褐色。

采集与使用

采集加工： 春季采集（苗高6~10厘米时最佳）全草，除去杂质，晒干。

药用部分： 茵陈蒿干燥幼苗。

功效用途： 清热利湿，利胆退黄。用于黄疸型肝炎，胆囊炎，风痒疮疥，湿热黄疸等。

使用方法： 水煎服。

注意事项

蓄血发黄者及血虚萎黄者慎用。

辨别要点

	茵陈蒿
叶	基生叶被柔毛，叶片较大，二至三回羽状全裂，上部叶基部裂片半抱茎
花	头状花序呈卵球形，花多数，总苞片3~4层，花柱细长，伸出花冠外
果实	瘦果黄褐色，长卵形

野外认采草药彩色图鉴

栀子

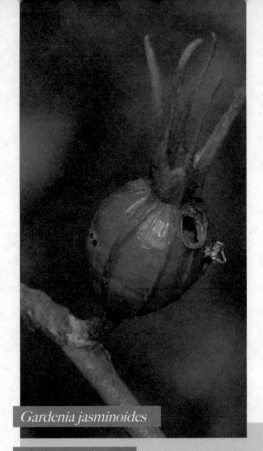

Gardenia jasminoides

科属 茜草科栀子属。

别名 鸡山栀子，黄栀子，木丹。

产地 我国长江以南各省。

性味归经 味苦，性寒。入心、肺、三焦经。

形态特征

常绿灌木。嫩枝常被毛，叶对生，叶片形状多样，多为倒卵形、椭圆形、长圆状披针形。花单生于枝顶，具芳香味，萼管宿存，顶端通常6裂，花冠白色或乳黄色，呈高脚碟状。果长卵圆形或椭圆形，上面黄色或橙红色，具翅状纵棱，顶端残存萼片。

采集与使用

采集加工： 9—11月果实成熟至红黄色时采收，除去果梗，在沸水中略烫或蒸至上汽，取出，晒干。

药用部分： 成熟果实。

功效用途： 清热利湿，泻火除烦，凉血解毒。用于热病烦闷，肝火目赤，湿热黄疸，肺热咳嗽，热毒疮疡，淋证涩痛。

使用方法： 水煎服；外用，研末调敷。

辨别要点

	栀子	狭叶栀子
叶	叶片形状多样，多为倒卵形、椭圆形、长圆状披针形，基部楔形或短尖	叶片狭披针形或线形披针形，基部渐狭，常下延
果实	果长卵圆形或椭圆形，具翅状纵棱	果长圆形，顶部有增大的宿存萼片

注意事项

脾虚便溏者不宜服用。

柴胡

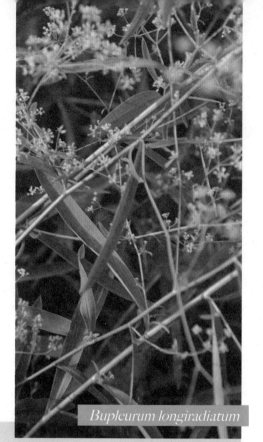

Bupleurum longiradiatum

科属 伞形科柴胡属。

别名 地熏，山菜，茹草。

产地 主产于我国北部地区，河北、辽宁、陕西、黑龙江、吉林等。

性味归经 味辛、苦，性微寒。入肝、胆、肺经。

形态特征

多年生草本。主根较粗大，圆柱形或长圆锥形。基生叶倒披针形或狭椭圆形，顶端渐尖，基部收缩成柄。茎中部叶呈广线状披针形，具短芒尖头。复伞形花序，顶生或腋生。花瓣鲜黄色，先端向内折，2裂。果实长圆状椭圆形，两侧略扁。

采集与使用

采集加工：春秋二季采挖，除去茎叶和泥沙，干燥。

药用部分：根。

功效用途：疏肝解郁，解表退热，升举阳气。用于感冒发热，胸胁胀痛，月经不调，产后伤风，肝郁气滞等。

使用方法：水煎服。

注意事项

❶ 气逆不顺，阴虚火旺者慎用。

❷ 狭叶柴胡的干燥根也属于本品，被称为"南柴胡"。

辨别要点

	柴胡
花	小花黄色，总苞片2~3枚，狭披针形
叶	基生叶长4~7厘米，茎中部叶长4~12厘米，顶端渐尖
果实	果实棕色，长约3毫米，具棱

臭茉莉

科属 马鞭草科大青属。

别名 臭矢茉莉，大髻婆，山茉莉。

产地 云南、贵州、广西等地。

性味归经 味苦，性平。入心、脾、肾经。

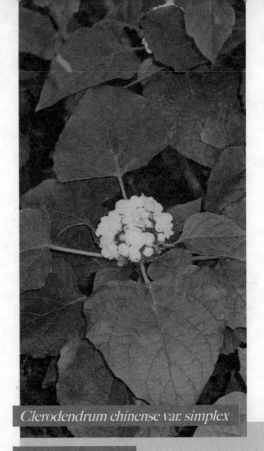

Clerodendrum chinense var. simplex

形态特征

常绿小灌木。茎直立，小枝有毛。叶对生，叶片阔卵形，先端渐尖，基部截形，有粗齿。春夏开白花或淡粉红色，聚伞花序，密生于枝顶。花密生如绣球，芳香，有单瓣或重瓣。核果肉质，近球形。

采集与使用

采集加工： 全年可采。洗净，切片，晒干备用。

药用部分： 根、叶。

功效用途： 祛风除湿，活血消肿，杀虫止痒。用于风湿性关节炎，脚气水肿，痔疮，疥疮，皮肤瘙痒等。

使用方法： 水煎服；外用，煎水洗患处。

辨别要点

	臭茉莉
花	花序密集，绣球状，直径6~10厘米，花冠白色或淡粉红色，裂片椭圆形
叶	叶片宽卵形，长10~22厘米，先端渐尖，基部截形，揉之会闻到臭味
果实	核果肉质，成熟时蓝黑色，宿萼增大包果

注意事项

用药一定要适量，以免引起不良后果。

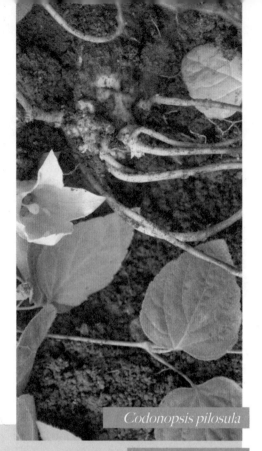
Codonopsis pilosula

党参

科属 桔梗科党参属。

别名 黄参，上党参，中灵草。

产地 主产于甘肃、陕西、四川等地。

性味归经 味甘，性平。入脾、肺经。

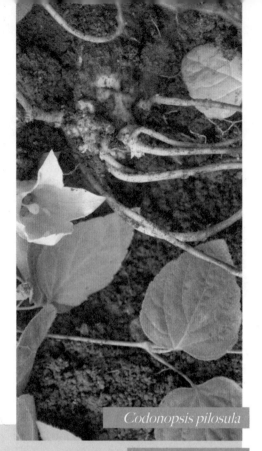
形态特征

多年生草本。根呈长圆杜形，上面灰黄色。茎缠绕，多分枝。叶对生、互生或假轮生，叶片卵形或广卵形，先端钝或尖，边缘具波状锯齿。花单生，具细梗，花萼绿色，5裂。花冠黄绿色，内面有明显紫斑，5瓣。蒴果圆锥形，种子多数，卵形。

采集与使用

采集加工： 秋季采挖，洗净，晒干。

药用部分： 根。

功效用途： 健脾益肺，养血生津。用于食少倦怠，脾胃虚弱，津伤口渴，肺虚喘咳，血虚体弱，感冒，便秘等。

使用方法： 水煎服。

注意事项

❶ 不宜和藜芦同用。

❷ 植物素花党参和川党参的干燥根也属于党参。

辨别要点

	党参
花	花冠黄绿色，阔钟状，浅裂
叶	叶具柄，长1~7厘米，上面绿色，下面灰绿色，卵形或广卵形尖
果实	蒴果3室，花萼宿存，种子细小有光泽

海芋

科属 天南星科海芋属。

别名 姑婆芋，野芋，痕芋头。

产地 原产于南美洲，我国福建、台湾、云南、贵州等地均有分布。

性味归经 味辛，性温；有大毒。入肝、胆、心、大肠经。

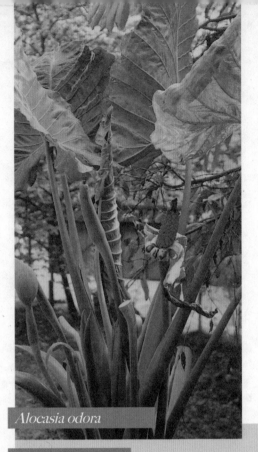

Alocasia odora

形态特征

多年生草本。根茎皮黑褐色，有黏液，茎粗壮。叶互生，聚生于茎顶，叶片阔卵形，先端短尖，基部广心状。叶柄下部粗大，抱茎。春夏季间开花，棒状花序，佛焰苞粉绿色，苞片舟状。浆果卵状，熟时红色。

采集与使用

采集加工： 全年可采根茎，须加工去毒性后用。

药用部分： 根茎。

功效用途： 解毒消肿，拔毒散结，去腐生肌。用于腹痛，霍乱，流行性感冒，中暑，肺结核，虫蛇咬伤，疔疮肿毒，疥癣，虫蛇咬伤等。

使用方法： 久煎后方能使用；外用，捣烂敷患处，但不可敷正常皮肤。

辨别要点

	海芋
花	花序柄粗壮，每叶腋内约有2个，佛焰苞的管长3~4厘米，花序穗稍短一些
叶	叶片阔卵形，长50~90厘米，粗厚，聚生于茎顶，绿色，边缘浅波状
果实	浆果卵状，红色，种子1~2粒

注意事项

本品有毒，不宜生食，中毒会引起口舌麻肿。体虚者和孕妇慎用。

海州常山

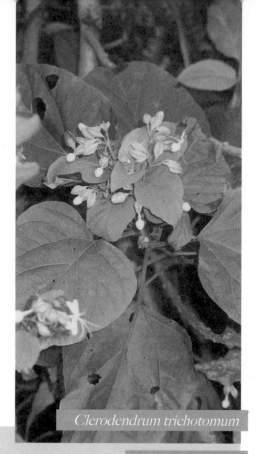

Clerodendrum trichotomum

科属 马鞭草科大青属。

别名 臭梧桐，臭桐，八角梧桐。

产地 主产于江苏、安徽、浙江等地。

性味归经 味苦、甘，性寒。入肝经。

形态特征

洛叶性灌木或小乔木。叶对生，叶片纸质，广卵形或椭圆形，先端渐尖，基部楔形至截形，边缘全缘或具波状齿。伞房状聚伞花序，顶生或腋生，有臭气。花萼在花蕾时为绿白色，后变为紫红色，花冠白色或带粉红色。核果扁球形，包藏在宿萼内，成熟时外果皮蓝紫色。

采集与使用

采集加工： 夏季尚未开花时采收，晒干。

药用部分： 嫩枝及叶。

功效用途： 祛风湿，通经络，平肝阳。用于风湿痹痛，四肢麻木，眩晕头痛，湿疹，皮肤湿痒等。

使用方法： 水煎服；外用，煎水洗或研末调敷。

注意事项

未开花前之海州常山茎叶，疗效较好，不宜高温煎煮。

辨别要点

	海州常山	腺茉莉
叶	萼片中部略膨大，顶端5深裂	萼片5浅裂，花冠白色
花	叶片纸质，广卵形或椭圆形，较腺茉莉小	叶片厚纸质，呈椭圆状心形或者宽卵形，较大
果实	果实近球形，包藏在宿萼内	果实近球形，宿存花萼像碟子一样，托在果底部

野外认采草药彩色图鉴

积雪草

科属 伞形科积雪草属。

别名 雷公根，崩大碗，蚶壳草。

产地 安徽、江西、浙江、湖南、福建。

性味归经 味辛、苦，性寒。入肺、脾、肾经。

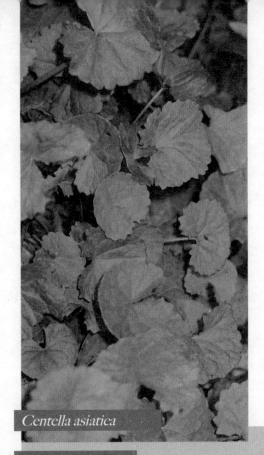

Centella asiatica

形态特征 多年生蔓性草本。茎纤细，略带淡紫色，枝节上生根和叶。叶片圆形或肾形，基部凹心形，边缘具钝锯齿。头状伞形花序，由茎节叶腋生出。花瓣卵形，紫红色或乳白色。瘦果小，扁圆形。

采集与使用

采集加工： 夏秋二季采集，洗净，晒干备用。

药用部分： 全草。

功效用途： 清热利湿，解毒消肿。用于湿热黄疸，石淋血淋，中暑腹泻，痈肿疮毒，跌扑损伤等。

使用方法： 水煎服。

辨别要点

	积雪草
花	3~4朵花促成一花序，花瓣紫红色或乳白色
叶	叶片圆形或肾形，直径2~4厘米，边缘有钝锯齿，两面无毛或下面叶脉上疏生柔毛
果实	瘦果扁圆形，有纵棱数条，棱间具小横脉

注意事项

无邪热者少用，虚寒者勿用。

莱菔

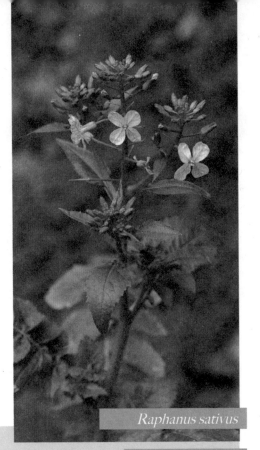

Raphanus sativus

科属 十字花科萝卜属。

别名 萝卜，白萝卜，萝卜子。

产地 全国各地均有分布。

性味归经 味辛、甘，性平。入肺、脾、胃经。

一年生或两年生草本。主根肉质肥厚，长圆形、球形或圆锥形。基生叶丛生，大头羽状分裂，顶端裂片卵形，疏生粗毛，边缘有钝齿。茎生叶小，长圆形或披针形，近全缘或有锯齿。总状花序顶生，花白色或粉红色。长角果圆柱形，不开裂，尖端有喙。

采集与使用

采集加工： 夏秋季果实成熟时即可采收，割取地上部分，晒干，搓出种子。

药用部分： 成熟种子。

功效用途： 下气化痰定喘，消食除胀，健胃。用于痰喘咳多，食积气滞，脘腹胀痛，积滞泻痢等。

使用方法： 水煎服。

注意事项 ——————

不宜与人参同食，气虚及无食积、痰滞者慎用。

辨别要点

	莱菔
叶	基生叶长 8~30 厘米，被粗毛，茎生叶长圆形或披针形，有锯齿或缺刻，少全缘
花	花瓣 4 片，白色或淡红色
果实	种子呈卵形微扁，红褐色

野外认采草药彩色图鉴

莨菪

科属 伞茄科天仙子属。

别名 天仙子，横唐，行唐。

产地 我国华北、西北及东南地区。

性味归经 味苦、辛，性温，有大毒。入心、胃、肝经。

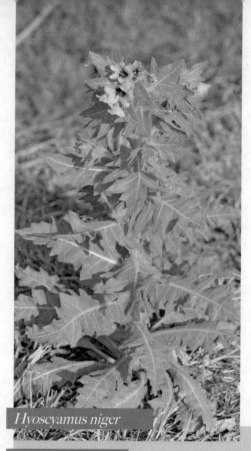

Hyoscyamus niger

形态特征

一年生或二年生草本。全株被白色腺毛。基生叶较大，叶片卵形披针形或长矩圆形，先端锐尖，边缘具不整齐羽状浅裂。茎生叶互生，无柄，叶片卵形或三角状卵形，顶端钝或渐尖，边缘羽状浅裂或深裂。花单生于叶腋，在茎端密集。花冠黄色，具紫色脉纹。蒴果卵球形，藏于宿萼内，盖裂。

采集与使用

采集加工： 夏秋二季果皮变黄色时，采摘果实，暴晒，打下种子，除去杂质。

药用部分： 种子（即天仙子）。

功效用途： 解痉止痛，安神定喘。用于胃痉挛疼痛，咳喘，泄泻，癫狂，神经痛，风湿性关节炎等。

使用方法： 水煎服。

辨别要点

	莨菪	小天仙子
花	花冠黄色，具紫色脉纹	花冠淡黄色或白色，具紫红色脉纹
叶	基生叶长达30厘米，茎生叶长4~10厘米，边缘浅裂	叶片卵形或椭圆形，边缘有波状齿，长3~8厘米

注意事项

心脏病、心动过速、青光眼患者及孕妇禁用。

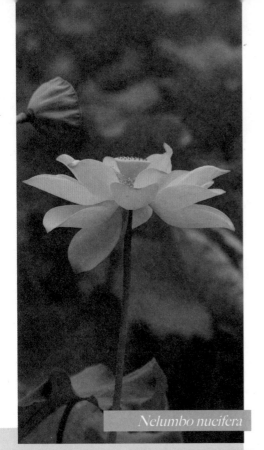

Nelumbo nucifera

莲

科属 睡莲科莲属。

别名 莲花，荷花，水芙蓉。

产地 我国南北各地均有分布。

性味归经 味甘、涩，性平。入脾、肾、心经。

形态特征

多年生水生草本。根状茎横生，节间膨大，上生黑色鳞叶，下生须状不定根。叶片圆形，边缘稍呈波状，上面光滑，下面叶脉中央射出。叶柄圆柱形，粗壮，外面疏生小刺。花瓣多数为粉红色、红色或白色，由外向内渐小，先端圆钝或微尖。坚果椭圆形或卵形，果皮革质。

采集与使用

采集加工： 秋季果实成熟时采割莲蓬，取出果实，除去果皮，晒干。

药用部分： 果实（即莲子）。

功效用途： 补脾止泻，益肾，止带，养心安神。于脾虚泄泻，心悸失眠，带下，久痢等。

使用方法： 水煎服。

注意事项

便溏者慎用。

辨别要点

	莲
花	花较大，直径 10~20 厘米，花瓣矩圆状椭圆形至倒卵形，长 5~10 厘米
叶	叶片圆形，较大，直径长 25~90 厘米，上面具白粉
果实	坚果椭圆形，长 1.8~2.5 厘米，熟时黑褐色

野外认采草药彩色图鉴

凌霄

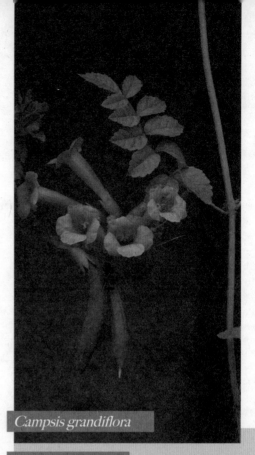

Campsis grandiflora

科属 紫葳科凌霄属。

别名 紫葳，堕胎花，藤萝草。

产地 主产于江苏、浙江、湖北、江西等地。

性味归经 味甘、酸，性微寒。入心包、肝经。

形态特征

半藤状或近直立灌木。叶对生，具小叶柄，单数羽状复叶，小叶 7~9 枚，小叶片卵形至卵状披针形，有不规则锯齿缘，下部近全缘。圆锥花序，顶生。花冠漏斗状，内面鲜红色，外面橙黄色。蒴果长如豆荚，种子多数，扁平，有透明的翅。

采集与使用

采集加工： 夏秋二季花盛开时采集，晒干备用。

药用部分： 花（即为凌霄花）。

功效用途： 凉血祛风，活血通经，消肿解毒。用于血瘀经闭，产后乳肿，皮肤瘙痒，风疹，皮癣，痤疮，咽喉肿痛等。

使用方法： 水煎服。

辨别要点

	凌霄
花	疏散的短圆锥花序顶生，直径 4~5 厘米，花萼钟状，花冠漏斗状
叶	小叶 7~9 枚，顶端尾状渐尖，基部阔楔形，两侧不等大
果实	蒴果如豆荚，种子多数

注意事项

破血力大，孕妇忌用。

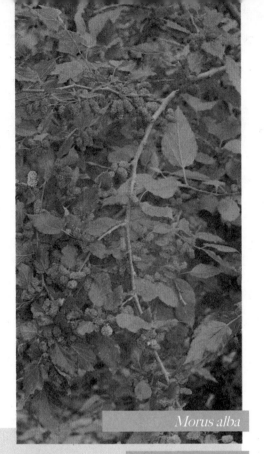

Morus alba

桑

科属 桑科桑属。
别名 家桑，桑葚树。
产地 我全国各地均有分布。
性味归经 味苦、甘，性寒。入肺、肝经。

形态特征

落叶乔木。树皮灰色，较厚，具不规则纵裂。叶互生，叶片卵形或阔卵形，先端尖或钝，边缘有锯齿。穗状花序，腋生，与叶同时长出，黄绿色小花。雄花序下垂，早落，雌花序长 1~2 厘米，无花柱，柱头 2 裂。聚合小果密集而成短穗，果腋生，肉质，熟时紫红色。

采集与使用

采集加工： 秋季初霜后采收，除去杂质，晒干。

药用部分： 叶。

功效用途： 疏风散热，清肝明目，润肺止咳。用于风热感冒，肺热咳嗽，咽喉肿痛等。

使用方法： 水煎服，或入丸散。

注意事项

未成熟的桑葚不可食用，切忌食用过量。

辨别要点

	桑
花	雄花序花被片宽椭圆形，雌花花被片倒卵形
叶	叶片卵形或阔卵形，长 6~15 厘米，宽 4~12 厘米，边缘具粗钝锯齿
果实	小果腋生，密集成短穗，肉质，成熟后紫红色

野外认采草药彩色图鉴

射干

科属 鸢尾科射干属。

别名 蝴蝶花，扁竹根，铁扁担。

产地 原产于东亚，我国各地均有分布。

性味归经 味苦，性寒。入肺经。

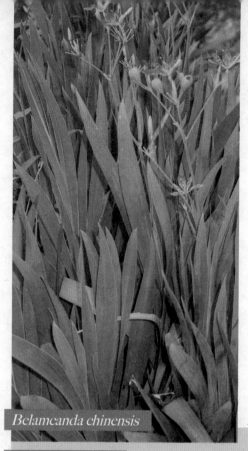

Belamcanda chinensis

形态特征 多年生草本。茎直立，上部呈二至三回分枝。叶互生，嵌叠状排列，叶片扁平，呈剑形。先端渐尖，基部抱茎，绿色，常被白粉。夏秋间开花，总状花序，花被片内面橘黄色，带有暗红色斑点，外面淡黄色。蒴果椭圆形，具3棱，成熟后3瓣裂，种子近球形。

采集与使用

采集加工： 春初刚发芽或秋末茎叶枯萎时采挖，除去须根，洗净，晒干备用。

药用部分： 根茎。

功效用途： 清热解毒，消痰，利咽。用于咽喉肿痛，咳嗽气喘，热毒痰火郁结，乳痈初期，腹部积水等。

使用方法： 水煎服。

辨别要点

	射干
花	花被片6裂，2轮排列
叶	叶片呈剑形，长20~60厘米，宽2~4厘米，嵌叠状排列，基部鞘状抱茎
果实	蒴果椭圆形，成熟后室背开裂，果瓣外翻

注意事项

孕妇忌服，脾虚便溏及无实火者慎用。

铁皮石斛

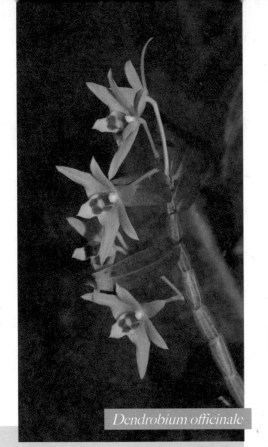

Dendrobium officinale

科属 兰科石斛属。

别名 黑节章，铁皮兰。

产地 安徽、浙江、福建、四川、云南等地。

性味归经 味甘，性微寒。入胃、肾经。

形态特征

多年生草本。茎丛生，呈圆柱形，不分枝，具多节。叶纸质，叶片呈长圆状披针形，先端钝，基部下延呈鞘。叶鞘带肉质，常具紫斑。总状花序生于老茎上部，具 2～3 朵花。苞片浅白色，干膜质，花黄绿色，唇瓣卵状披针形。

采集与使用

采集加工： 11 月至次年 3 月采收，除去杂质和部分须根，边加热边扭成螺旋状，烘干，被称为"铁皮枫斗"；或者切段，干燥，被称为"铁皮石斛"。

药用部分： 茎。

功效用途： 生津滋阴，明亮眼目，护肝利胆。用于口干烦渴，阴虚火旺，胃阴不足，目暗不明，病后虚热不退等。

使用方法： 水煎服。

辨别要点

	铁皮石斛
花	花瓣和萼片相似，黄绿色，先端渐尖，侧萼片基部较宽阔
叶	3～5 枚互生，叶片长 3～7 厘米，宽 9～15 毫米，叶鞘和节间留下 1 个环状铁青间隙

铁线草

科属 禾本科狗牙根属。

别名 狗牙根，绊根草，爬根草。

产地 广泛分布于黄河以南各省。

性味归经 味苦、微甘，性平。入肝经。

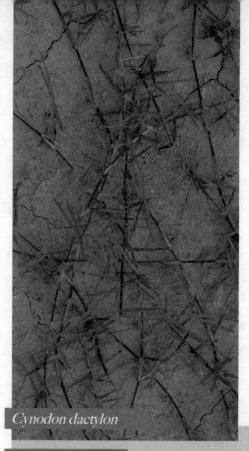

Cynodon dactylon

形态特征

多年生草本。根茎匍匐在地面上，有节。秆直立，光滑无毛。线形叶片，下端的叶因节间较短仿佛对生。夏秋间开花，穗状花序，3~6枚指状簇生茎顶。小穗灰绿色或带紫色。颖果长圆柱形。

采集与使用

采集加工： 夏秋季采收全草，洗净，鲜用或晒干用。

药用部分： 全草。

功效用途： 祛风活络，壮筋骨，清热利水。用于风湿关节痛，水肿，呕恶腹泻，半身不遂，劳伤吐血等。

使用方法： 水煎服。

辨别要点

	铁线草
花	穗状花序，穗长2~6厘米，小穗灰绿色或带紫色，呈指状簇生茎顶
叶	叶片线形，长1~12厘米，宽1~3厘米
果实	颖果长圆柱形

通脱木

科属 五加科通脱木属。

别名 通草，木通树，天麻子。

产地 长江以南各省区。

性味归经 味甘、淡，性寒。入肺、胃经。

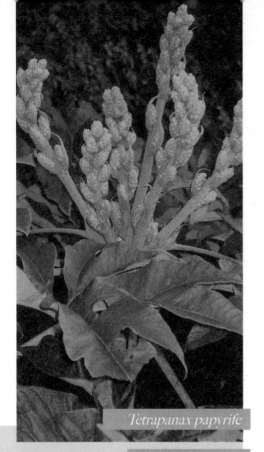

Tetrapanax papyrife

采集与使用

采集加工： 秋季选择生长超过3年的植株，割取地上茎，抽取茎髓，晒干。

药用部分： 茎髓。

功效用途： 解热利尿，通经催乳。用于水肿，小便癃闭，淋病，妇人乳少，小便不利，产后乳少，带下。

使用方法： 水煎服。

形态特征

常绿灌木。茎木质松而且脆，髓粗白色。叶聚生茎端，具粗长柄，叶片大，掌状5~11裂，叶片呈倒卵状长圆形，裂片有分为2~3小裂片，具粗锯齿缘，叶下面被白色星状毛。伞形花序聚生呈圆锥花序，苞片披针形，花瓣淡黄白色，三角状卵形。核果球形，熟时紫黑色。

辨别要点

	通脱木
花	伞形花序有花多数，花梗密被白色星状毛，花瓣三角状卵形
叶	叶片大，长50~70厘米，状5~11裂，通常裂片会再分裂成小裂片
果实	核果球形，直径约4毫米，熟后紫黑色

注意事项

气血两虚，内无湿热者慎用，孕妇忌用。

野外认采草药彩色图鉴

夏枯草

科属 唇形科夏枯草属。

别名 铁色草，棒柱头花，夏枯头。

产地 主产于浙江、江苏、安徽、湖北等地。

性味归经 味苦、辛，性寒。入肝、胆经。

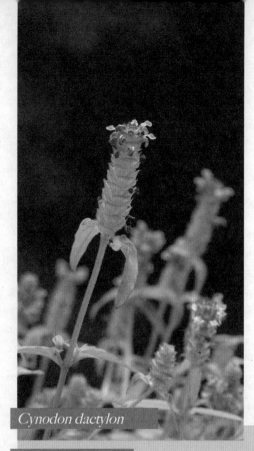

Cynodon dactylon

形态特征

多年生匍匐状草本。此草夏至后即枯，故名夏枯草。根茎匍匐，节上生须根，一株丛生数茎。单叶对生，叶片卵状长圆形或卵圆形，边缘呈不规则波状齿或近全缘。轮伞状花序密集组成多轮的穗状花序，花冠紫色、蓝紫色或红紫色。小坚果黄褐色，卵圆形。

采集与使用

采集加工： 夏秋季采收全草，洗净，鲜用或晒干用。

药用部分： 全草。

功效用途： 祛风活络，壮筋骨，清热利水。用于风湿关节痛，水肿，呕恶腹泻，半身不遂，劳伤吐血等。

使用方法： 水煎服。

辨别要点

	夏枯草	大花夏枯草
花	苞叶宽心形，花冠紫色、蓝紫色或红紫色	苞片宽大，花冠蓝色
叶	叶片卵状长圆形或卵圆形，大小不等，具不明显波状齿或几近全缘	叶片卵状长圆形，边缘具细缘毛
果实	小坚果卵圆形，尖端有白色突起	小坚果近圆形，具瘤状突起

注意事项

脾胃虚弱者慎用。

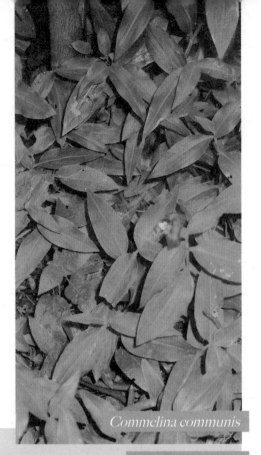
Commelina communis

鸭跖草

科属 鸭跖草科鸭趾草属。

别名 竹叶菜，水竹子，碧竹草。

产地 全国大部分地区均有分布。

性味归经 味甘、淡，性寒。入胃、肺、小肠经。

形态特征

一年生草本。茎匍匐，有纵棱，多分枝或须根，节稍膨大。叶互生，叶片呈卵状披针形或披针形。先端尖，全缘，基部下延成膜质叶鞘，抱茎。总苞佛焰苞状，心形，两边不相连。花瓣深蓝色，内面2枚具爪。蒴果椭圆形，2室，2片裂。种子棕黄色。

采集与使用

采集加工： 夏秋二季采收，洗净，鲜用或晒干。

药用部分： 地上部分。

功效用途： 清热解毒，利水消肿的。用于流行性感冒，咽喉肿痛，热病烦渴，热淋涩痛，水肿尿少，痈肿疔毒等。

使用方法： 水煎服；外用，捣烂敷患处或绞汁点喉。

注意事项

脾胃虚弱者不宜多用。

辨别要点

	鸭跖草	大苞鸭跖草
花	聚伞花序，仅有1朵花，总苞佛焰苞状，花瓣深蓝色	蝎尾状聚伞花序，有花数朵，总苞漏斗状，花瓣蓝色
叶	叶片长3~9厘米，宽1~2.5厘米	叶片较宽大，长7~20厘米，宽2~7厘米
果实	蒴果椭圆形，2室	蒴果卵状三角形，3室

野外认采草药彩色图鉴

益母草

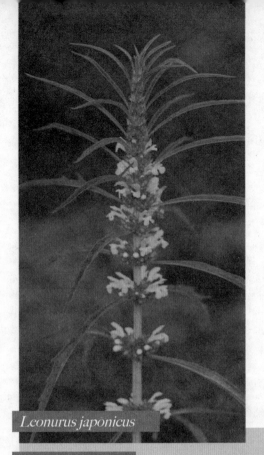

Leonurus japonicus

科属 唇形科益母草属。

别名 益母，益母艾，茺蔚。

产地 全国大部分地区均产。

性味归经 味辛、苦，性微寒。入心、肝、膀胱经。

形态特征

一年生或两年生草本。茎四棱形，有节，被倒生细毛。叶对生，形状不一，茎下部叶呈卵形，掌状3裂，中部叶为菱形，较小；上部的叶羽状深裂，呈线形或线状披针形，全缘或稍具牙齿。轮伞花序腋生，花冠粉红至淡紫红色，二唇形。果小，黑色棱形，熟时竭色，光滑，即为茺蔚子。

辨别要点

	益母草
花	花腋生，呈轮状，花萼管状钟形，花冠粉红至淡紫红色，伸出萼筒部分被柔毛
叶	茎下部叶为卵形，掌状3裂，中部叶具短柄，呈菱形，最上面的苞叶呈线状披针形
果实	小坚果具3棱，褐色，上面光滑

采集与使用

采集加工： 夏季茎叶繁茂、花未开或初开时采割，洗净，切段后晒干。

药用部分： 地上部分。

功效用途： 清热解毒，活血调经，利尿消肿。用于月经不调，产后瘀痛，水肿，小便不利，恶露不尽，疮疡肿毒。

使用方法： 水煎服或熬膏用；外用，捣敷或煎水外洗。

注意事项

孕妇与血虚无瘀者忌服。

菝葜

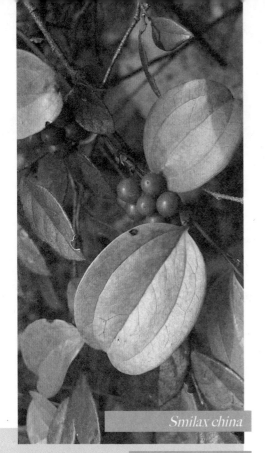

Smilax china

科属 百合科菝葜属。

别名 金刚藤，金刚根，铁菱角。

产地 我国华东、中南以及西南地区。

性味归经 味甘、微苦、涩，性平。入肝、肾经。

形态特征

多年生攀缘状灌木。根状茎粗厚，块根不规则，有的像菱角形，坚硬，棕褐色，故名"铁菱角"。茎有锐刺，叶片革质，呈卵状圆形、圆形或椭圆形。具短柄，有光泽，叶柄基部常有两条卷须。伞形花序，十几朵组成球形。花被片黄绿色，外层稍长于内层。浆果球形，熟时红色，被粉霜。

采集与使用

采集加工： 秋末至次年春采挖，除去须根，洗净，切片，晒干备用。

药用部分： 根茎。

功效用途： 解毒消肿，祛风除痹，利湿祛浊。用于筋骨酸痛，小便淋浊，风湿痹痛，带下量多，疔疮痈肿。

使用方法： 水煎服；外用，煎水洗。

注意事项

阴虚火旺，肾虚腰痛者勿用。

辨别要点

	菝葜	柔毛菝葜
花	伞形花序，十几朵组成球形	伞形花序，花只有几朵，小苞片宿存
叶	叶片下面通常淡绿色，叶柄基部有卷须	叶片下面苍白色，叶柄处少数有卷须
茎	茎长1~3米，疏生	茎较长，有不明显纵棱，疏生刺

淡竹叶

科属 禾本科淡竹叶属。

别名 竹叶，竹叶麦冬，山鸡米。

产地 主产于江苏、浙江、福建、四川、贵州、云南等地亦产。

性味归经 味甘、淡，性寒。入心、胃、小肠经。

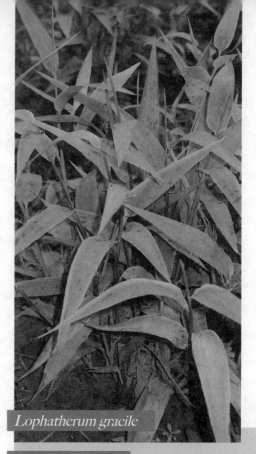

Lophatherum gracile

形态特征

多年生草本。根茎稍木质化，须根中部常膨大为纺锤形小块根。秆丛生，直立，具5~6节。叶互生，叶片呈披针形，具短柄，似竹叶，有多数平行脉。叶鞘平滑或外侧边缘有纤毛。圆锥花序，小穗疏生，线状披针形，颖矩圆形，具5脉，顶端钝。颖果长椭圆形。

采集与使用

采集加工： 夏季开花前采割，晒干。

药用部分： 茎叶。

功效用途： 清热除烦，渗湿泻热，利尿通淋。用于热病烦渴，小便涩痛，口舌生疮等。

使用方法： 水煎服。

辨别要点

	淡叶竹	中华淡叶竹
茎	秆疏丛生，高40~80厘米，具5~6节	秆 高40~100厘米，具6~7节
花	圆锥花序长12~25厘米，小穗线状披针形	圆锥花序狭窄挺直，小穗卵状披针形，生于穗轴一侧

注意事项

体虚有寒者和孕妇忌服。

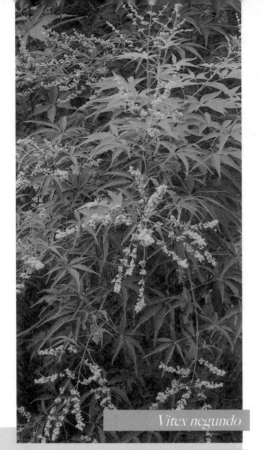

Vitex negundo

黄荆

科属 马鞭草科牡荆属。

别名 布荆，黄荆子，荆条。

产地 我国大部分均有分布，主产于长江以南各省。

性味归经 味甘、苦，性平。入肺、胃、肝经。

形态特征

落叶灌木或小乔木。全株具香气，树皮灰褐色，幼枝四棱形，密被毛。掌状复叶对生，小叶多5片，少3片，叶片卵状披针形至披针形，全缘或每侧有2~5疏浅齿。夏季开淡紫色小花，组成顶生圆锥花序。花序梗密生白色茸毛，花冠二唇形，顶端5裂。核果近球形，褐色。

采集与使用

采集加工： 夏季采茎叶，洗净，鲜用或晒干。8—9月采种子，用手搓下，晒干。

药用部分： 果实、茎叶。

功效用途： 茎叶，祛风解表，消肿解毒。用于喉痹肿痛，风湿骨痛，牙痛，痢疾，疥癣等。果实，祛风除痰，行气止痛。用于感冒，咳嗽，胃痛，疟疾等。

使用方法： 水煎服；外用，茎叶鲜用捣汁敷患处。

辨别要点

	黄荆
花	聚伞状花序排成圆锥形，淡紫色小花，花冠二唇形，外被柔毛
叶	小叶片呈长圆披针形，上面光滑，下面密生灰白色茸毛，中部小叶长，两侧依次递小
果实	核果近球形，直径约2毫米

注意事项

阴虚火旺，肾虚腰痛者勿用。

黄蜀葵

科属 锦葵科秋葵属。

别名 秋葵，棉花葵，野芙蓉。

产地 河北、山东、河南、陕西、福建等地。

性味归经 味甘，性寒。入肾、膀胱经。

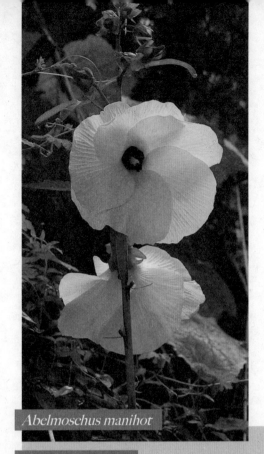

Abelmoschus manihot

形态特征 一年生草本。全株被硬毛。叶互生，叶片轮廓心脏形，掌状5~9深裂，裂片长圆状披针形。边缘具粗锯齿，两面疏被粗毛。花单生叶腋，萼佛焰苞状。花较大，淡黄色，内面基部呈紫色。雄蕊多数，连合成管状。蒴果卵状椭圆形，被硬毛，肾形种子多数。

采集与使用

采集加工： 夏秋二季花开时采摘，晒干。

药用部分： 花冠（即黄蜀葵花）。

功效用途： 消肿解毒，清利湿热。用于淋浊水肿，痈疽肿毒，水火烫伤等。

使用方法： 研末吞服；外用，研末调敷。

辨别要点

	黄蜀葵	黄葵
花	小苞片卵状披针形，4~5片，花淡黄色，内面基部呈紫色	小苞片线形，8~10片，花黄色，内部基部暗紫色
叶	叶片多掌状5~9深裂，直径较大，裂片呈长圆状披针形	叶片多掌状5~7深裂，直径较小，裂片呈披针形至三角形

注意事项

孕妇慎用。

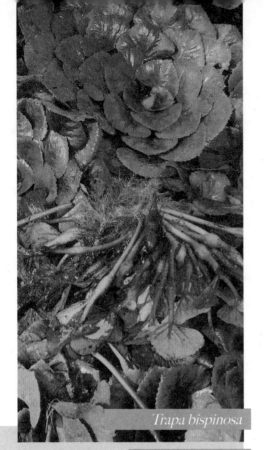

菱

科属 菱科菱属。

别名 菱角，水菱，水栗。

产地 原产于欧洲，主要分布在我国南方地区。

性味归经 味甘、涩，性凉。入大肠、胃经。

采集与使用

采集加工： 夏季菱角成熟时采收，洗净，鲜用或晒干备用。

药用部分： 果实。

功效用途： 利尿通乳，止消渴，解酒毒。用于食道癌、子宫癌、胃癌等。

使用方法： 水煎服。

形态特征

一年生水生草本。生于池沼中，茎细长，根二型，着泥根呈细铁丝状，生在水底；同化根羽状细裂。叶集生于茎顶，呈莲座状。叶片菱圆形或三角状菱形。夏季开花，花两性，单生叶腋。花瓣4片，白色。果实三角状菱形，初为绿色，成熟红色。

辨别要点

	菱
茎	花单生于叶腋，萼筒4深裂，外面被淡黄色短毛，白色花瓣
叶	叶片菱圆形，长3~4厘米，宽4~5厘米，上面亮绿色
果实	果实三角菱形，上面具淡灰色长毛，两肩角直伸或斜举

注意事项

食用不宜过量，不可与猪肉同煮食用，否则会引起腹痛。

野外认采草药彩色图鉴

鹿蹄草

一 野外认采草药彩色图鉴 一

科属 鹿蹄草科鹿蹄草属。

别名 破血丹，鹿寿草，鹿含草。

产地 全国大部分地区均有分布。

性味归经 味甘、辛，性温。入肝、肾经。

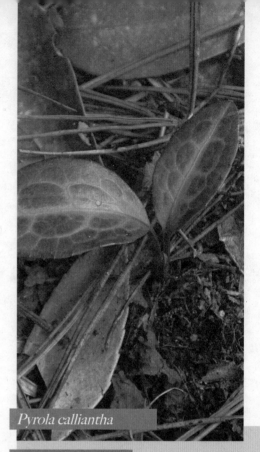

Pyrola calliantha

形态特征

常绿草本状小灌木。根茎细长，横生。叶基生，革质，小叶4~7片，叶片呈圆卵形或椭圆形，先端钝，近全缘。花茎有1~4片鳞片状叶，总状花序，花稍下垂，花冠较大，白色，有时带淡红色，广开。萼片舌形，花瓣倒卵状椭圆形。蒴果扁球形。

采集与使用

采集加工： 全年均可采挖，连根挖出，洗净，晒至叶片较软时，堆置使叶片变成紫褐色，再晒干。

药用部分： 全草（即鹿衔草）。

功效用途： 祛风湿，强筋骨，止血。用于风湿痹痛，腰膝无力，咯血，崩血下漏，月经过多，久咳劳嗽等。

使用方法： 水煎服；外用鲜品捣敷或干品研末调敷。

辨别要点

	鹿蹄草	紫背鹿蹄草
花	总状花序，有9~13朵花，花冠较大，白色或带淡红色	总状花序，有小花2~4朵，花冠白色
叶	小叶片4~7片，叶片呈圆卵形或椭圆形，先端钝，基部阔楔形	小叶片心状宽卵形，2~4片，近纸质，先端圆钝，基部心形

注意事项

肾阴不足，下焦有湿热，相火易动及精关不固者忌服。

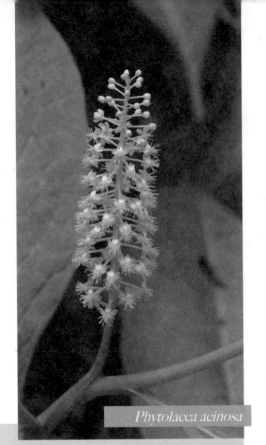

Phytolacca acinosa

商陆

科属 商陆科商陆属。

别名 花商陆，山萝卜，见肿消。

产地 全国大部分地区均产，主产于河南、湖北、安徽等地。

性味归经 味苦，性寒，；有毒。入肺、肾、大肠经。

形态特征

多午生草本。有倒圆锥形粗根，肉质。茎直立，多分枝。单叶互生，叶片薄纸质，椭圆形或披针状椭圆形，全缘。总状花序，顶生或与叶对生，多花，花被片白色、黄绿色。果序直立，浆果扁球形，熟时黑色。种子肾形，具3棱。

采集与使用

采集加工： 秋季或次春采挖。除去须根，洗净，切片晒干用。

药用部分： 根。

功效用途： 泻水利尿，消肿散结。用于水肿膨胀，小便不利，肠痈肿毒等。

使用方法： 水煎服；外用，捣烂外敷。

注意事项

商陆毒性大，不宜多用，脾胃虚弱及孕妇忌服。

辨别要点

	商陆	垂序商陆
花	花序顶生或与叶对生，花白色、黄绿色	花序顶生或侧生，花白色
叶	叶片椭圆形或披针状椭圆形，两面散生白色斑点	叶片椭圆状卵形或卵状披针形
果实	果序直立，浆果熟时黑色	果序下垂，浆果熟时紫黑色

蛇床

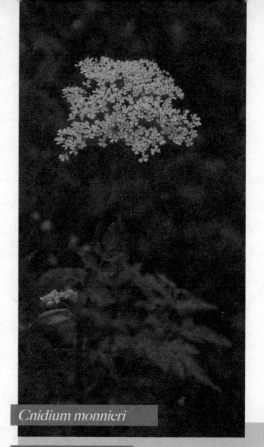

Cnidium monnieri

科属 伞形科蛇床属。

别名 野茴香，野胡萝卜。

产地 主产于河北、浙江、江苏、山东、四川等地。

性味归经 味辛、苦，性温，有小毒。入肾经。

形态特征 一年生草本。茎直立或斜上，有纵棱，多分枝。根生叶具短柄，叶鞘较宽。上部叶简化呈鞘状。叶片轮廓呈卵形至三角状卵形，二至三回出式羽状全裂，末回裂片线形至披针形。复伞形花序顶生或腋生，小花白色。双悬果宽椭圆形，果棱成翅状。

采集与使用

采集加工： 夏秋二季果实成熟时采收，除去杂质，晒干。

药用部分： 成熟果实（即蛇床子）。

功效用途： 温肾壮阳，燥湿祛风，杀虫，止痒。用于肾虚阳痿，宫冷，寒湿带下，湿痹腰痛等；外治皮肤湿疹，阴道滴虫等。

使用方法： 水煎服；外用，煎水熏洗，或者研末调敷。

辨别要点

	蛇床
花	复伞形花序顶生或腋生，小花白色
茎	质较硬，茎直立或斜上，中空，分枝较多，表面具深条棱，粗糙
叶	叶片轮廓卵形至三角状卵形，二至三回出式羽状全裂，末回裂片线形至线状披针形，叶缘及脉上粗糙

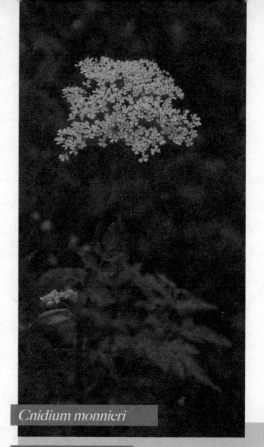

野外认采草药彩色图鉴

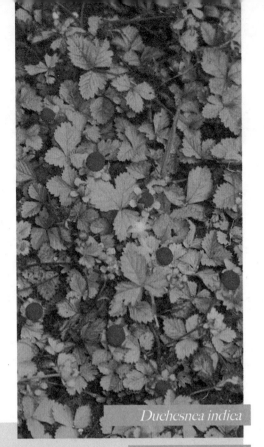

Duchesnea indica

蛇莓

科属 蔷薇科蛇莓属。

别名 龙吐珠，三爪龙，蛇草果。

产地 全国各地均有分布。

性味归经 味甘、苦，性寒；有小毒。入肝、肺、大肠经。

形态特征

多年生草本。茎多数纤细，匍匐在地面上，有柔毛。叶互生，具长柄。掌状3裂，3小叶，小叶为倒卵形或菱状卵形，边缘有锯齿。花单生于叶腋，萼片卵形，先端锐尖，花冠黄色。聚合果近球形，瘦果鲜红色。

采集与使用

采集加工： 夏秋季采集，洗净，鲜用或晒干备用。

药用部分： 全草。

功效用途： 清热解毒，凉血散瘀，消肿，止血。用于感冒发热，咽喉肿痛，风热咳嗽，咯血，黄疸型肝炎，痈肿疔毒，甲状腺癌，烧伤，崩漏等。

使用方法： 水煎服；外用，鲜品捣烂外敷。

辨别要点

蛇莓	
花	花瓣倒卵形，先端圆钝，黄色，花托在果期膨大，鲜红色，有光泽
叶	三出复叶，小叶片长2~3.5厘米，两面被柔毛，边缘有钝锯齿
果实	瘦果卵形，鲜时有光泽，红色

野外认采草药彩色图鉴

铜锤玉带草

科属 桔梗科半边莲属。

别名 地茄子，地浮萍，小铜锤。

产地 分布于华东、华南，以及湖南、湖北、台湾等地。

性味归经 味辛、苦，性平。入肝、心、肝经。

形态特征

多年生草本。全草被毛，有白色乳汁，节处生根。叶互生，具柄，叶片卵形或心形，顶端钝圆或急尖，基部斜心形，边缘有粗齿。花单生于叶腋，花萼筒坛状，花冠淡紫色、紫红色、黄白色或绿色。浆果椭圆状球形，熟时紫红色，萼齿宿存。种子多数。

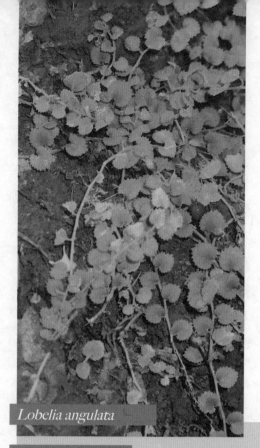

Lobelia angulata

采集与使用

采集加工： 全年可采全草，鲜用或晒干。

药用部分： 全草。

功效用途： 活血散瘀，祛风湿。用于风湿疼痛，月经不调，跌打损伤，目赤肿痛，尿毒，乳痛，遗精等。

使用方法： 水煎服；外用，鲜品捣烂敷患处。

辨别要点

	铜锤玉带草
花	花单生，萼裂片条状披针形，花冠筒内生柔毛，顶端 5 裂
叶	叶片卵形或心形，长 0.8~1.6 厘米，边缘有锯齿，两面疏被柔毛
果实	浆果紫红色，椭圆状球形

注意事项

孕妇忌服。

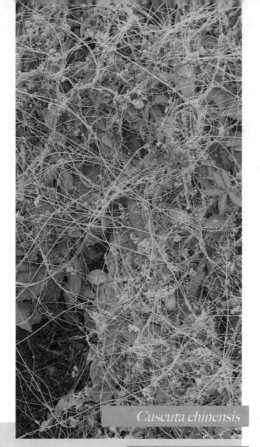

Cuscuta chinensis

菟丝子

科属 旋花科菟丝子属。

别名 菟丝子，黄丝子，无根草子。

产地 山东、辽宁、黑龙江、内蒙古、河北等地。

性味归经 味辛、甘，性平。入肝、肾、脾经。

形态特征

一年生寄生草本。茎似线形，缠绕，攀附在其他的植物上，黄色。藤不着地。无叶或退化成鳞状。花序侧生，簇生成伞形，花冠白色，壶形，长约3毫米，裂片三角状卵形。蒴果球形，被宿存花冠包围，成熟时开裂。

采集与使用

采集加工： 秋季果实成熟时采集，晒干，打下种子，除去杂质。

药用部分： 成熟种子。

功效用途： 补肝益肾，固精缩尿，明目，止泻，安胎。用于阳痿不举，宫冷不孕，肝肾不足，遗精遗尿，胎动不安，目昏目暗，脾肾虚泻等。

使用方法： 水煎服。

注意事项

❶ 大便燥结，小便短赤者不宜服用。

❷ 南方菟丝子的干燥成熟种子也作药材菟丝子入药。

辨别要点

	菟丝子	南方菟丝子
花	花冠白色，壶形，长约3毫米，裂片三角状卵形	花冠乳白色或淡黄色，杯状，长约2毫米，裂片长圆形或卵形
果实	蒴果球形，几乎全部被宿存的花冠包围，成熟后整齐周裂	蒴果扁球形，下半部被宿存花冠包围，成熟后不规则开裂

野外认采草药彩色图鉴

旋覆花

科属 菊科旋覆花属。

别名 夏菊，金沸花，金沸草。

产地 主产于河南、河北、江苏、浙江等地。

性味归经 味苦、辛、咸，性温。入肺、脾、胃、大肠经。

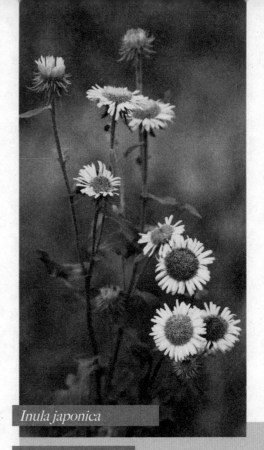

Inula japonica

形态特征

多年生草本。茎直立，圆柱形，上部分枝，疏被短柔毛。基生叶较小，中部叶呈条形或条状披针形，先端尖，基部抱茎，全缘。上部叶渐小，叶片呈线状披针形。头状花序，顶生，总苞片约6层，近等长。舌状花黄色，舌片线形，冠毛白色。瘦果圆柱形，顶端截形，被疏短毛。

采集与使用

采集加工： 夏秋二季花盛开时采集，除去杂质，晒干。

药用部分： 花序。

功效用途： 消痰行水，降气止呕。用于痰多咳喘，呕吐噫气，胃气虚弱，风寒咳嗽，胸膈痞闷等。

使用方法： 水煎服。

辨别要点

	旋覆花
花	头状花序，总苞半球形，舌状花黄色，具白色冠毛
叶	叶片长5~10厘米，宽0.5~1厘米，先端尖，基部抱茎，呈条形
果实	瘦果较小，长约1毫米，具条沟

注意事项

阴虚燥咳及气虚便溏者不宜服用。

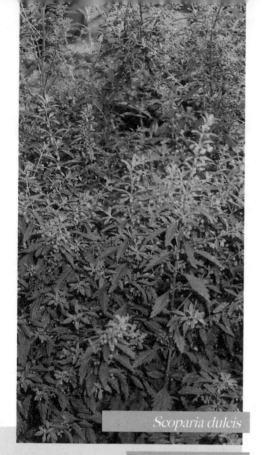

Scoparia dulcis

野甘草

科属 玄参科野草属。

别名 土甘草，冰糖草，万粒珠。

产地 原产于美洲热带，我国广西、广东、云南、福建均有分布。

性味归经 味甘，性凉。入肺、脾、膀胱、大肠经。

形态特征

一年生直立草本或为半灌木。茎有明显的纵棱，多分枝。叶对生或三叶轮生，叶片近菱形。上部叶较小，基部较狭呈短柄，前半部有锯齿，后半部近全缘。夏秋间开白色小花，单朵或成对生于叶腋。花冠白色，具短管，喉部有密毛。蒴果球形，直径约3毫米，成熟时开裂。

采集与使用

采集加工： 全年均采集，洗净，鲜用或晒干备用。

药用部分： 全草。

功效用途： 清热利湿，疏风止咳，解毒疗疮。用于肺热咳嗽，感冒发热，咽喉肿痛，肠炎，痢疾，脚气水肿，小便不利，湿疹，热痱，丹毒等。

使用方法： 水煎服；外用，捣敷。

注意事项

肺中无邪滞者少用。

辨别要点

野甘草	
花	小花生于叶腋，花冠辐状，白色，4瓣，上方的1枚稍大
叶	叶片近菱形，长1~3厘米，顶端钝，基部渐狭
果实	蒴果球形，室背室间均开裂

野葛

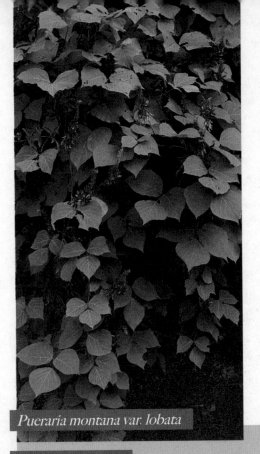

Pueraria montana var. lobata

科属 豆科葛属。

别名 夏葛条，葛藤。

产地 我国大部分地区均产。

性味归经 味甘、辛，性凉。入脾、胃、肺经。

形态特征

多年生藤本。块根肥厚，全株被黄褐色硬毛。羽状复叶，具3小叶。顶生小叶的叶柄较长，叶片呈菱状长圆形，侧生小叶较小，斜卵形，有时具2~3波状浅裂。总状花序，腋生，花2~3朵聚生于花序轴上。花冠蝶形，蓝紫色或紫色。荚果线形，扁平，种子赤褐色，有光泽。

采集与使用

采集加工： 秋冬二季采挖，洗净，除去外皮和须根，趁新鲜切成厚片或小块，晒干。

药用部分： 根（即葛根）。

功效用途： 解肌退热，生津止渴，升阳止泻，通经活络，透疹。用于外感发热头痛，口渴，消渴，麻疹不透，泄泻，中风偏瘫，热痢，项背疼痛等。

使用方法： 水煎服。

辨别要点

	野葛
茎	总花序长15~30厘米，花蓝紫色或紫色，旗瓣近圆形，翼瓣狭椭圆形
叶	3小叶复出，顶生小叶长7~15厘米，侧生小叶较小，两面均被毛
果实	荚果线形，长6~9厘米，密被长硬毛

注意事项

虚寒者忌用，胃寒者慎用。

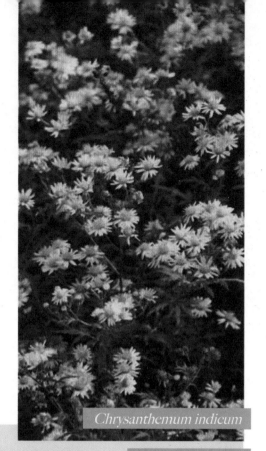

Chrysanthemum indicium

野菊

科属 菊科菊属。

别名 土路边黄，山菊花。

产地 主产于江苏、安徽、山东、四川、广西等地。

性味归经 味苦、辛，性微寒。入肝、心经。

形态特征

多年生草本。叶互生，中部叶片呈卵形或长圆状卵形，羽状深裂，通常顶端的裂片较大，基部截形。上部的叶较小，全部叶上面深绿色，下面灰绿色，两面被毛，基部渐狭成柄。头状花序，总苞片约5层，舌状花黄色，顶端全缘。瘦果倒卵形，稍扁压，黑色，有光泽。

采集与使用

采集加工： 秋冬二季花初开时采摘，晒干，或蒸后晒干。

药用部分： 头状花序（即野菊花）。

功效用途： 清热解毒，泻火平肝。用于目赤肿痛，头痛眩晕，咽喉肿痛，疔疮痈肿。

使用方法： 水煎服；外用，煎水外洗或制膏外涂。

辨别要点

	野菊	小红菊
花	总苞片约5层，舌状花黄色，顶端全缘	总苞片4~5层，舌状花白色、粉红色或紫色，顶端2~3齿裂
叶	中部叶片呈卵形或长圆状卵形，羽状深裂，上部的叶较小	中部叶片肾形、半圆形或近圆形，通常3~5裂或羽状浅裂，上部茎叶椭圆形或长椭圆形

注意事项

脾胃虚寒者忌服。

野苦瓜

科属 葫芦科栝楼属。

别名 小苦瓜，短序栝楼，假苦瓜。

产地 广西、贵州、云南。

性味归经 味苦，性寒。入肝、肺经。

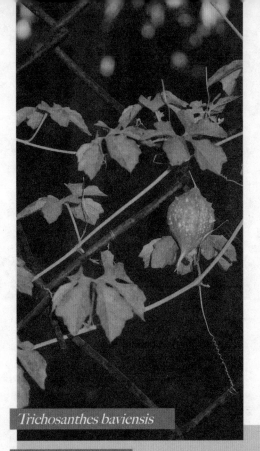

Trichosanthes baviensis

形态特征

一年生或多年生草质藤本。茎多分生而细长，被毛，具纵棱。叶互生，叶片薄纸质，呈心形近圆形，具不整齐疏锯齿缘，具长柄。卷须二歧，被短柔毛。花腋生，雄花组成伞房花序，花冠绿色，花丝短。雌花单生，密被短柔毛。果实长卵形或卵形，两端尖。

采集与使用

采集加工：全年均可采集，鲜用或切片晒干用。

药用部分：根或全草。

功效用途：清热泻火，消肿利尿。用于风热目赤，牙痛，糖尿病，肝炎，惊风抽搐等。

使用方法：水煎服。

辨别要点

	野苦瓜
花	雄花多为基生花，无苞片，花芽球形，花冠绿色，裂片卵状椭圆形
叶	叶片薄纸质，心形近圆形，长5~20厘米，宽5~13厘米，叶两面均被短柔毛
果实	果实卵形，两端尖

注意事项

脾胃虚寒者食后易吐泻、腹痛；血糖过低者不宜。

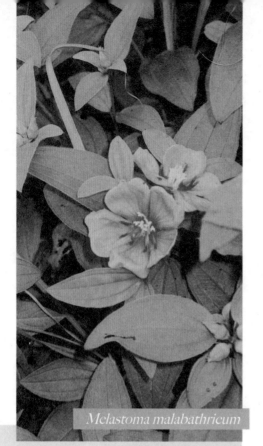

Melastoma malabathricum

野牡丹

科属 野牡丹科野牡丹属。

别名 埔笔仔，不留行，金石榴。

产地 云南、广东、福建、台湾。

性味归经 味酸、涩，性凉。入脾、胃、肺、肝经。

形态特征

常绿小灌木。全株密生淡褐色鳞片状粗毛，茎近圆形或钝四棱形。叶对生，坚纸质，叶片阔卵形或卵形，全缘。初夏间开花，伞房花序，花大，通常有3~5朵，生于枝顶。基部具叶状苞片2枚，花瓣粉红色或玫瑰红色，顶端圆形。蒴果长圆形，壶状，与宿萼贴生。

采集与使用

采集加工： 秋季采集。洗净，切碎，晒干备用。

药用部分： 全草。

功效用途： 活血止血，祛风除湿，消积利湿，清热解毒。用于食积，肝炎，外伤出血，月经过多，崩漏，跌打损伤，衄血，咯血，便血等。

使用方法： 水煎服；外用，捣敷。

注意事项

阴虚及胃溃疡者慎用。

辨别要点

	野牡丹
花	基部具叶状总苞片2个，密被糙伏毛，花较大，花瓣粉红色
叶	叶片长5~14厘米，宽3~7厘米，顶端急尖，基部近圆形，两面被糙伏毛及短柔毛
果实	蒴果长圆形壶状，不规则开裂

野外认采草药彩色图鉴

银杏

科属 银杏科银杏属。

别名 白果树，鸭脚树。

产地 全国大部分地区均有分布，主产于河南、四川、山东、湖北等地。

性味归经 味甘、苦、涩，性平。入心、肺经。

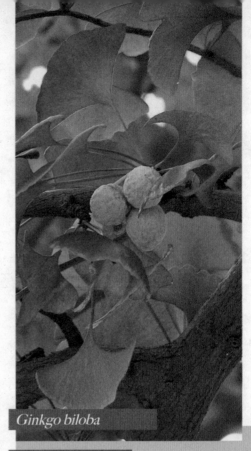

Ginkgo biloba

形态特征 高大落叶乔木。叶在长枝上散生，短枝上呈簇生状。具长柄，扇形，两面淡绿色，有多数叉状并列的细脉，上缘呈不规则波状缺刻。花单性，雌雄异株，生于鳞片状的叶腋内。雄花具短梗，雌花具长梗。种子椭圆形，外种皮肉质，熟时橙黄色或黄色，外被白粉。

采集与使用

采集加工： 秋季叶子绿色尚未变黄时采收，晒干。

药用部分： 叶。

功效用途： 通络止痛，活血化瘀，敛肺，平喘，化浊降脂。用于胸痹心痛，肺虚咳喘，冠心病，中风偏瘫，高脂血症等。

使用方法： 水煎服。

辨别要点

	野苦瓜
叶	叶子长3~12厘米，宽5~15厘米，光滑无毛，扇形，二叉状平行叶脉，容易纵向撕裂
果实	种子椭圆形，长3厘米左右，外种皮肉质，中种皮白色，骨质，内种皮膜质，淡红褐色

注意事项

有实邪者忌用。

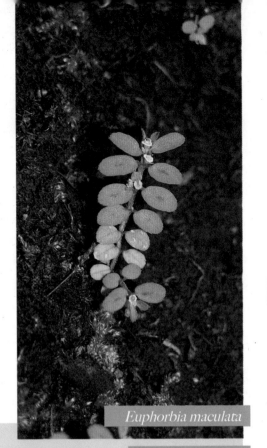

Euphorbia maculata

斑地锦

科属 大戟科大戟属。
别名 血筋草。
产地 原产于北美，分布于我国江苏、浙江、江西、湖北等地。
性味归经 味辛，性平。入肝、大肠经。

一年生草本。茎匍匐，被白色疏柔毛。叶对生，具短柄，叶片呈长椭圆形至肾状长圆形，先端钝，基部偏斜。上面绿色，中部常具暗紫色斑点，下面淡绿色。花序单生于叶腋，总苞狭杯状，包含1枚雌花或数枚雄花。蒴果三角状卵形。

采集与使用

采集加工： 6—9月采收，除去杂质，晒干。

药用部分： 全草。

功效用途： 清湿热，止血，利尿，活血通乳。用于泄泻，疳积，黄疸，乳汁不多，便血，尿血，血崩，痈肿疮毒等。

使用方法： 水煎服；外用，鲜品捣敷。

辨别要点

	斑地锦
花	雄花伸出总苞外，雌花被柔毛
叶	叶片长6~12毫米，宽2~4毫米，不对称，边缘中部以下全缘，上部常具细小疏锯齿，叶面中部具紫色斑点
果实	成熟时分裂成3个分果爿，种子灰色，四棱形

注意事项 ————

有实邪者忌用。

野外认采草药彩色图鉴

葱

科属 百合科葱属。

别名 葱鳞茎，葱茎白，葱白头。

产地 我国各地均有栽培。

性味归经 味辛，性温。入肺、胃经。

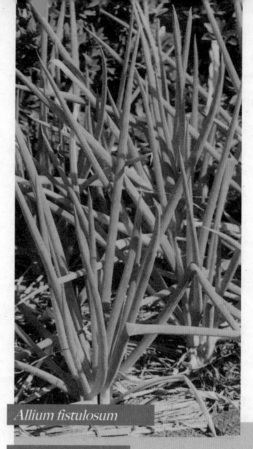

Allium fistulosum

形态特征

多年生草本。通常簇生，全株含有辛香气，折断后有黏液。茎下鳞茎圆柱形，先端稍肥大。成层的鳞叶，白色，具白色纵纹。叶基生，圆管状，绿色，被白粉，中空，先端渐尖。花茎从叶丛中抽出，中央部膨大。伞形花序圆球状，总苞膜质。花被片披针形，白色。蒴果三棱形，种子黑色。

采集与使用

采集加工： 随用随采，除去须根和叶，剥去外膜入药。

药用部分： 鳞茎（即葱白）。

功效用途： 发汗解表，通阳散寒，散结解毒。用于风寒感冒，阴寒腹痛，四肢厥逆，产后无乳，皮肤瘙痒等。

使用方法： 水煎服；外用，捣敷、炒熨、煎水洗。

辨别要点

	葱
茎	鳞茎圆柱形，先端稍肥大，鳞叶成层
叶	叶基生，中空，先端尖，圆管状
果实	蒴果三棱状，种子黑色

注意事项

表虚多汗者忌服。

番椒

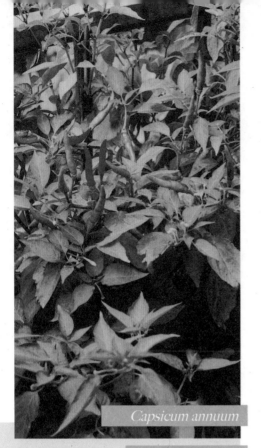

Capsicum annuum

科属 茄科辣椒属。

别名 辣椒，菜椒，辣茄。

产地 原产于墨西哥，我国主产于四川、贵州、云南、陕西等地。

性味归经 味辛，性热。入心、脾经。

形态特征

一年生草本。叶互生，叶片呈卵状披针形，具柄，全缘。夏秋间开白花，花单生于叶腋或枝腋，俯垂。果梗粗壮，俯垂。浆果熟时红色或带橙黄色，长指状。种子多数，扁圆，淡黄色。

采集与使用

采集加工： 夏秋季果实熟时采集，洗净，鲜用或晒干备用。

药用部分： 果实。

功效用途： 温中散寒，健脾消食，祛风行血。用于寒滞腹痛，呕吐，消化不良，泻痢，冻疮等。

使用方法： 水煎服。

注意事项

阴虚火旺，胃、十二指肠溃疡及痔疮患者等忌用果实。

辨别要点

	番椒
花	单生，向下俯垂，花冠白色，裂片卵形
叶	叶片卵状披针形，枝顶端节不伸长，而是呈双生或簇生状
果实	浆果长指状，顶端渐尖且常弯曲，未成熟时绿色，熟后红色或带橙黄色

番杏

科属 番杏科番杏属。

别名 白番杏，白红菜。

产地 江苏、浙江、福建、云南等地。

性味归经 味辛、甘，性平。入肺、肝、大肠经。

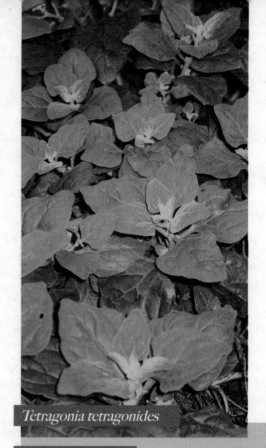

Tetragonia tetragonides

形态特征

一年生草本植物。全株多肉质，无毛。茎疏生分枝，初直立，后平卧上升。叶互生，叶片呈卵状菱形或卵状三角形，边缘波状，具柄。夏秋季间开黄色小花，单生或2~3朵簇生于叶腋。坚果菱形，有宿存花被，内含种子数颗。

采集与使用

采集加工： 夏秋季开花时采集，洗净，晒干备用。

药用部分： 全草。

功效用途： 祛风清热，散瘀消肿，解毒。用于治疗肠炎，食欲不振，胃溃疡，风热目赤，败血症，疔疮红肿，食道癌等。

使用方法： 水煎服；外用，捣敷。

辨别要点

	番杏
茎	单生或2~3朵花簇生于叶腋，花被筒内面黄绿色，无花瓣
叶	叶片卵状菱形或卵状三角形，长4~10厘米，叶柄肥厚
果实	坚果具钝棱，有4~5角

注意事项

入药用全草，也可当蔬菜食用。适用于胃癌、食道癌患者。

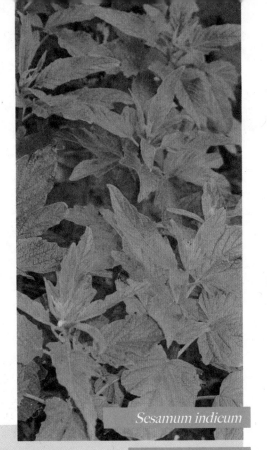

Sesamum indicum

黑芝麻

科属 胡麻科胡麻属。

别名 芝麻，胡麻，黑脂麻。

产地 湖北、贵州、云南、四川等地。

性味归经 味甘，性平。入脾、肾经。

一年生草本。茎方形，全株被毛。叶对生，上部互生，具柄，叶片长圆形至披针形，基生叶常3裂，中间叶齿缺，上部叶披针形，全缘。花单生或2~3朵生于叶腋，花冠筒状，白色或稍带淡红色。蒴果矩圆形，有纵棱，具细毛。种子多数，黑褐色。

采集与使用

采集加工： 秋季采收成熟种子，晒干。

药用部分： 种子。

功效用途： 滋补肝肾，益精血，润肠燥，润五脏，利水解毒。用于发须早白，肝肾不足，病后脱发，贫血，头昏眼花，体虚多汗，水肿尿少等。

使用方法： 打碎用。

注意事项

黑芝麻有引泻作用，可引起腹胀气、绞痛等反应。脾弱便溏者勿服，低血糖者慎用。

辨别要点

	黑芝麻
花	花萼稍合生，5裂，绿色，花冠筒状，白色或稍带淡红色
叶	叶片长圆形至披针形，基生叶常3裂，中间叶齿缺
果实	蒴果矩圆形，多4棱

款冬

科属 菊科冬属。

别名 冬花，款花，看灯花。

产地 河北、河南、甘肃、陕西、内蒙古、山西等地。

性味归经 味辛，微苦，性温。入肺经。

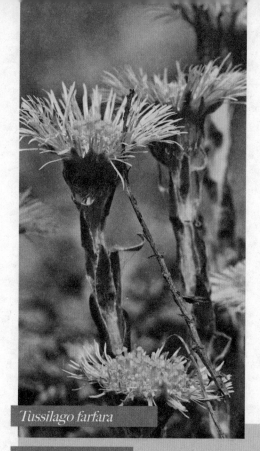

Tussilago farfara

形态特征

多年生草本。根状茎地下横生，褐色。基生叶呈卵形或广心脏形，边缘具波状疏锯齿。上面平滑，下面密生白毛。花单生于茎顶，总苞钟状，总苞片1~2层。舌状花黄色，在周围1轮。中央为两性花，管状，顶端5裂。瘦果长椭圆形，具冠毛，有纵棱。

采集与使用

采集加工： 12月或地冻前花尚未破土而出时采挖，除去花梗和泥沙阴干。

药用部分： 花蕾（即款冬花）。

功效用途： 化痰止咳，润肺下气。用于肺虚久咳，咳嗽气喘，劳嗽咯血，喉痹等。

使用方法： 水煎服。

辨别要点

	款冬
茎	花单生，舌状花黄色在周围，花冠先端凹，管状花在中央
叶	基生叶具柄，长7~15厘米，先端钝，基部心形，质较厚，下面被毛
果实	瘦果长椭圆形，具淡黄色冠毛

注意事项

外感暴咳宜生用，内伤久咳宜炙用。

阔叶十大功劳

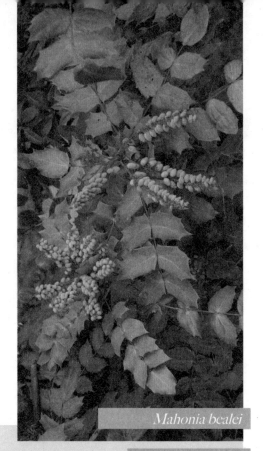

Mahonia bealei

科属 小檗科十大功劳属。

别名 土黄柏，刺黄柏，刺黄芩。

产地 四川、贵州、陕西、安徽、湖北、浙江等地。

性味归经 味苦，性寒。入肝、胃、大肠经。

形态特征

常绿灌木。单数羽状复叶互生，小叶对生，革质，无叶柄，叶片呈矩圆形或长圆形，顶生小叶较大，边缘有刺状锯齿。秋季开黄色花，小花排成总状花序丛生于茎顶，通常3~9个簇生。浆果近似球形，成熟后呈蓝色，外面被白粉。

采集与使用

采集加工： 全年可采叶，洗净，切片，晒干备用。

药用部分： 叶。

功效用途： 清热燥湿，解毒泻火，清肺止咳。用于湿热泻痢，目赤肿痛，黄疸肝炎，痈肿疮毒，肾病，腰膝无力等。

使用方法： 水煎服。

注意事项 ————

阳痿、阴虚、产后贫血、血虚、发热、小便失禁者慎用。

辨别要点

阔叶十大功劳	
花	总状花序3~9个簇生，花黄色，芳香，花瓣6片
叶	叶革质，长圆形，边缘有小刺，先端渐尖，具有锋利的芒尖
果实	浆果球形，蓝黑色，被白粉，直径约4~6毫米

野外认采草药彩色图鉴

落地生根

科属 景天科落地生根属。

别名 打不死，脚目草。

产地 原产于非洲，我国台湾、云南、广西、福建、广东均有分布。

性味归经 味淡、微苦、微酸，性凉。入肺、肾经。

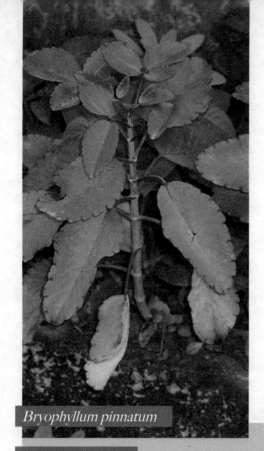

Bryophyllum pinnatum

形态特征

多年生草本。叶对生，单叶或复叶，小叶片椭圆形，具短柄。两端钝圆，边缘有圆齿，叶落地会发芽生根。冬春季开花，聚伞花序，紫红色，花下垂，像灯笼一样。苞片2枚，叶状；花冠高脚碟形，基部膨大，先端4裂。蓇葖果包在萼片和花冠内，种子多数。

采集与使用

采集加工： 全年可采，洗净，多为鲜用。

药用部分： 全草。

功效用途： 解毒消肿，活血止痛，拔毒生肌。用于痈肿疮毒，丹毒，中耳炎，外伤出血，跌打损伤，骨折，烧烫伤等。

使用方法： 水煎服，或捣汁调蜜服。

辨别要点

	落地生根
花	聚伞花序顶生，紫红色花下垂，宛如挂起的灯笼
叶	羽状复叶，小叶椭圆形，长6~8厘米，宽3~5厘米，边缘有圆齿毛
果实	蓇葖果4枚，种子多数

注意事项

脾胃虚寒者勿用。

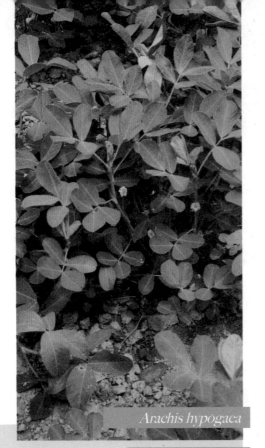

Arachis hypogaea

落花生

科属　豆科落花生属。

别名　花生，长生果，地果。

产地　全国各地均有分布。

性味归经　味甘，性平。入脾、肺经。

一年生草本。根部有多数根瘤，茎直立或匍匐。偶数羽状复叶，互生，叶片椭圆形至倒卵圆形，先端钝圆，全缘。春夏间开花，生于叶腋，蝶形。苞片2枚，花冠黄色或金黄色。荚果长椭圆形，生于地下。

采集与使用

采集加工：秋季成熟时采果。

药用部分：种子。

功效用途：健脾润肺，补中益气。用于燥咳，肺痨，反胃，腹冷腹痛，久咳不愈等。

使用方法：生研冲汤，炒熟或煮熟食用。

注意事项

体虚寒湿滞，肠滑便泄者少用。

辨别要点

	落花生
花	黄色小花，有苞片2个，披针形，萼管细长，花冠蝶形
叶	偶数羽状复叶，具纵脉纹，叶柄基部抱茎，长2~4厘米
果实	荚果膨胀，荚厚，大约长2~5厘米

野外认采草药彩色图鉴

葎草

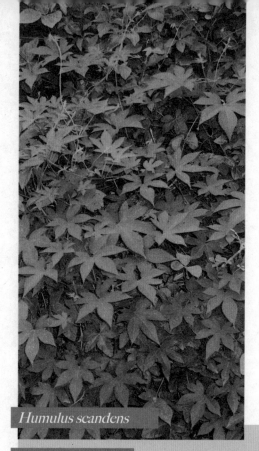

Humulus scandens

科属 桑科葎草属。

别名 割人藤，拉拉藤，铁五爪龙。

产地 全国大部分地区均有分布。

性味归经 味甘、苦，性寒。入肺、肾经。

形态特征

多年生蔓性草本。茎具细棱，密生倒钩刺。叶对生，纸质，多掌状5~7深裂，裂片呈卵状三角形，上面粗糙，边缘有锯齿，具柄。夏季间开花，雄花黄绿色，圆锥花序；雌花绿色，10余朵组成短穗。瘦果卵圆形，质坚硬，成熟后露出苞片外。

采集与使用

采集加工： 夏秋间采，洗净，切段，晒干备用。

药用部分： 全草。

功效用途： 清热解毒，利尿消肿。用于热淋，膀胱炎，小便不利，肺结核，潮热盗汗，腹泻，梅毒，脚肿，湿疹，毒蛇咬伤等。

使用方法： 水煎服；外用，鲜品捣烂敷患处。

辨别要点

	葎草
花	雄花黄绿色，组成圆锥花序，雄蕊5枚，花细小，雌花为球状的穗状花序，绿色
叶	叶纸质，掌状3~7裂，长宽约7~10厘米，裂片卵状披针形，上面粗糙，下面有柔毛和腺体
果实	瘦果扁球形，成熟后露出苞片外

注意事项

葎草的花粉容易使人过敏。

一 野外认采草药彩色图鉴

棉花根

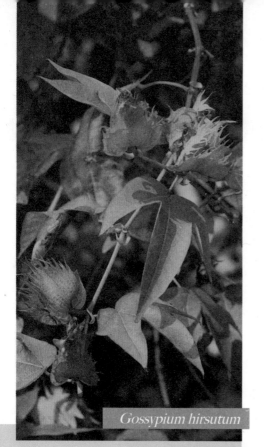

Gossypium hirsutum

科属 锦葵科棉属。

别名 土黄芪，蜜根，草棉根皮。

产地 全广东、云南、四川、新疆等地。

性味归经 味甘，性温。入肺、脾、肝经。

形态特征

一年生草本或亚灌木。幼枝及叶具毛，单叶互生，掌状分裂，裂片三角形，叶端短尖，基部心形。花单生于叶腋，小苞片阔三角形，萼片5浅裂。花黄色，内面基部呈紫色。蒴果卵圆形，具喙，3~4室，成熟后开裂。种子被白色长绵毛或短绵毛。

采集与使用

采集加工： 秋季采根，洗净，切片，晒干备用。

药用部分： 根皮。

功效用途： 补气升阳，益气活血，止咳平喘。用于气虚无力，祛痰止咳，体虚浮肿等。

使用方法： 水煎服。

注意事项

孕妇忌服。

辨别要点

	棉花根
花	小苞片基部合生，阔三角形，黄色花，内面基部紫色
叶	叶互生，掌状分裂，直径5~10厘米，先端短尖，基部心形
果实	蒴果圆卵形，具喙，种子斜圆锥形，被毛

野外认采草药彩色图鉴

萱草

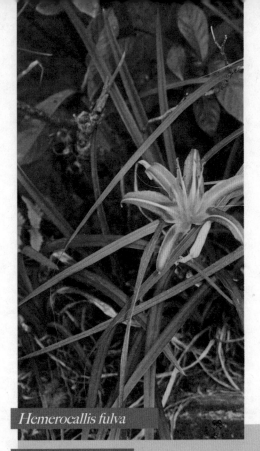

Hemerocallis fulva

科属 百合科萱草属。

别名 忘忧草，金针花，黄花菜。

产地 全国各地均有分布。

性味归经 味甘，性凉，有小毒。入肝、肾经。

形态特征

多年生草本。根状茎短，肉质，纺锤状。幼时白色，后变成黄色或褐色。叶丛生，叶片呈线形，下面被白粉。夏秋间橘黄色大花，漏斗形，花茎从叶丛中抽出，长于叶。圆锥花序顶生，花被片6片，开展，向外反卷。蒴果三角形。

采集与使用

采集加工： 夏秋季采根，除去须根，洗净，鲜用或晒干备用。

药用部分： 根。

功效用途： 清热利湿，消肿利尿，凉血止血。用于肝炎，膀胱炎，中耳炎，水肿，小便不利，尿血等。鲜根外用还可以治疗乳腺炎、颈淋巴腺炎。

使用方法： 水煎服；外用，捣烂敷患处。

辨别要点

	萱草
花	圆锥花序顶生，有花6~12朵，花被6片，基部粗短漏斗状，开展，向外反卷
叶	叶基生成丛，长30~60厘米，宽约2厘米
果实	蒴果背裂，内有种子数颗，黑亮色

注意事项

萱草的根有小毒，不宜过量服用。

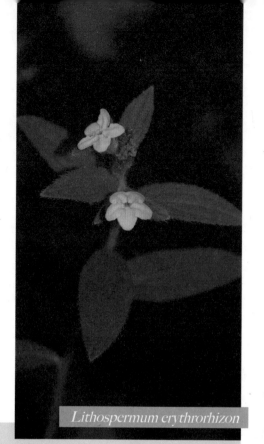

Lithospermum erythrorhizon

紫草

科属　紫草科紫草属。

别名　紫丹，地血，紫草根。

产地　东北、华北等地。

性味归经　味甘、咸，性寒。入心、肝经。

形态特征

多年生草本。根圆柱形，外皮为暗紫色。茎直立，全株被粗硬毛。叶片呈长圆状披针形，无柄，先端渐尖，基部渐狭，两面被毛。聚伞状花序，顶生，苞片叶状，萼片5裂。花冠白色，喉部有半球形附属物。小坚果卵球形，灰白色或淡黄褐色，有光泽。

采集与使用

采集加工： 春秋二季采挖，除去泥沙，干燥。

药用部分： 根。

功效用途： 凉血活血，解毒透疹。用于麻疹不透，湿疹瘙痒，斑疹紫黑，疮疡，水火烫伤等。

使用方法： 水煎服；外用，熬膏或用植物油浸泡后涂擦。

注意事项

胃肠虚弱，脾虚便溏者不宜服用。

辨别要点

	紫草
花	苞片与叶同形，只是较小，花冠白色，开展，外面被毛
叶	叶片呈长圆状披针形，长3~8厘米，宽5~17毫米，无柄，两面被毛
果实	根为紫色，全株被粗硬毛

野外认采草药彩色图鉴

紫背草

科属 菊科一点红属。

别名 一点红，叶下红，羊蹄草。

产地 云南、贵州、安徽、福建、台湾等。

性味归经 味辛，性平。入肺经。

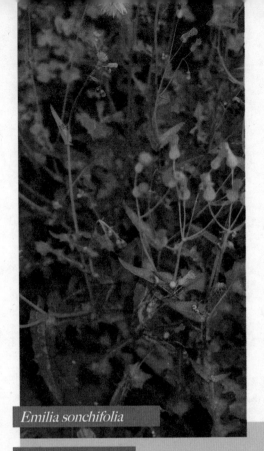

Emilia sonchifolia

形态特征

一年生草本。叶质较厚，从基长出，下部叶较密集，大头羽状分裂，边缘具不规则的锯齿。中部茎叶疏生，叶片呈卵状披针形，无柄，基部抱茎。上部叶较少，线形。顶生头状花序，小花粉红或紫色。瘦果圆柱形，5棱，具白色冠毛。

采集与使用

采集加工： 夏秋季采集为佳。洗净，鲜用或晒干用。

药用部分： 全草。

功效用途： 清热解毒，散瘀消肿。用于腮腺炎，感冒发热，咽喉肿痛，尿路感染，痢疾，乳痈，疖肿疮疡等。

使用方法： 水煎服。

辨别要点

	紫背草
花	开花前下垂，花后直立，总苞呈圆柱状，花粉红色或紫色
叶	下部叶密集，长5~10厘米，羽状分裂，顶生叶片较大，叶片下面常为紫色，两面被短卷
果实	瘦果圆柱形，具5棱，肋间被微毛

注意事项

孕妇及肿毒溃疡者勿用。

紫花地丁

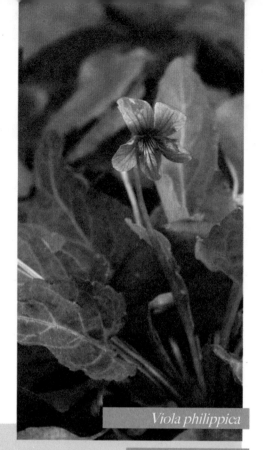

Viola philippica

科属 堇菜科堇菜亚属。

别名 紫地丁，箭头草，独行虎。

产地 主产于江苏、浙江、河北、甘肃等地，均为野生。

性味归经 味苦、辛，性寒。入心、肝经。

形态特征

多年生草本。没有地上茎，根状茎短，垂直。叶基生，多数，呈莲座状。下面的叶较小，呈三角状卵形或狭卵形；上部的较长，长圆形或长圆状卵形，先端圆钝，基部截形，边缘具圆齿。花瓣倒卵形或长圆状倒卵形，紫堇色或淡紫色。蒴果椭圆形或3裂，种子多数，淡棕色。

采集与使用

采集加工： 春秋二季采收，除去杂质，晒干备用。

药用部分： 全草。

功效用途： 清热解毒，凉血消肿。用于痈肿疔疮，乳痈肠痈，毒蛇咬伤，痈疽发背。

使用方法： 水煎服。

注意事项

体质虚寒者忌服。

辨别要点

	紫花地丁	白花堇菜
花	花紫堇色或淡紫色，下方花瓣里具紫色脉纹	花白色，下方的花瓣具短而粗的筒状距
叶	下面的叶呈三角状卵形或狭卵形，上部的叶呈长圆形或长圆状卵形	叶片长三角形或长圆形，先端钝，基部浅心形

野外认采草药彩色图鉴

紫锦草

科属 鸭跖草科紫竹梅属。

别名 紫鸭跖草，紫竹梅。

产地 原产于墨西哥，我国台湾全岛均有分布。

性味归经 味甘、淡，性凉，有毒。入心、肝经。

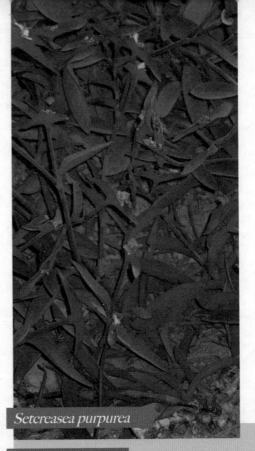

Setcreasea purpurea

形态特征

多年生草本。全株紫红色，茎下部匍匐状，节上生须根，分枝多。叶互生，狭披针形，全缘。先端渐尖，基部抱茎而成鞘。夏秋季间开花，花腋生。苞片线状披针形，花瓣蓝紫色，3片。蒴果椭圆形，具棱线。

采集与使用

采集加工： 夏秋季采全草。洗净，鲜用或晒干备用。

药用部分： 全草。

功效用途： 凉血，和血，活血祛瘀。用于肝炎，吐血，瘀血，丹毒，肿毒，火伤，咽喉肿痛，跌打外伤等。

使用方法： 水煎服；外用，鲜品捣敷或煎水洗。

辨别要点

	紫锦草
花	花密生在二叉状的花序柄上，下具线状披针形苞片，萼片宿存，花瓣蓝紫色
叶	叶片狭披针形，长6~13厘米，宽6~10毫米，边缘绿紫色，下面紫红色
果实	蒴果椭圆形，有3条隆起的棱线

注意事项 ————

孕妇忌服，胃寒泄泻、恶寒者禁用。

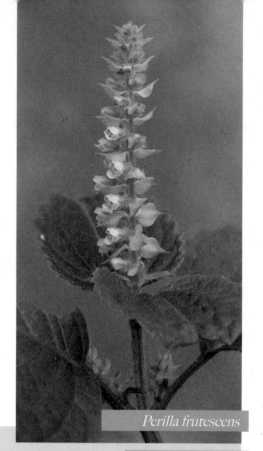

Perilla frutescens

紫苏

科属 唇形科紫苏属。
别名 紫赤苏，红苏。
产地 主产于江苏、浙江、河北、河南等地。
性味归经 味辛，性温。入肺、脾经。

一年生草本。茎四棱形，被长柔毛。叶对生，叶片呈阔圆形或圆卵形，边缘具粗锯齿。两面青色或紫色，或只有下面紫色。轮伞花序，苞片卵圆形，花冠白色至紫红色，冠筒短，外面稍微柔毛。小坚果近球形，棕褐色或灰白色。

采集与使用

采集加工： 夏季枝叶繁茂时采集，除去杂质，晒干。

药用部分： 叶子。

功效用途： 解表散寒，行气和胃。用于四时感冒，麻疹瘟疫，气郁气逆，妊娠呕吐，疼痛咳吐等。

使用方法： 水煎服；外用，煎水洗或捣敷。

注意事项

气弱表虚者不宜服用。

辨别要点

	紫苏
花	轮伞花序，花萼钟形，萼檐二唇形，上唇宽大，花冠白色至紫红色
叶	叶片呈阔圆形或圆卵形，长 7~13 厘米，宽 4~10 厘米，先端短尖或突尖，基部阔楔形或圆形
果实	小坚果近球形

野外认采草药彩色图鉴

紫茉莉

科属 紫茉莉科紫茉莉属。

别名 入地老鼠，煮饭花，粉豆头。

产地 原产于热带美洲，我国各地均有分布。

性味归经 味甘、苦，性平。入肺、胃、肾经。

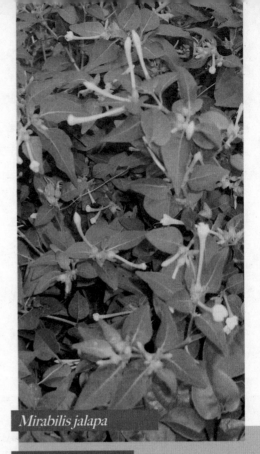

Mirabilis jalapa

形态特征

多年生宿根性草本。茎直立，分枝多，块根黑褐色，呈纺锤形，稍肉质，有纵沟和星点下陷。叶对生，叶片卵形或三角卵形状，顶端渐尖，基部截形，全缘。花常数朵簇生于枝头，总苞钟形，5裂，果时宿存。花被片白色、紫红色、黄色或杂色，高脚碟状。果实卵形，熟时黑色，上面具褶皱。

采集与使用

采集加工： 秋冬季间采根，去外皮，洗净。

药用部分： 块根。

功效用途： 泻热，利尿，祛风，调经，活血散瘀。用于淋浊，带下，痈疽发背，尿路感染，前列腺炎，妇女带下，肺痈（专药），肺痨吐血，胃、十二指肠溃疡出血等。

使用方法： 水煎服；外用，捣敷。

辨别要点

	紫茉莉
花	花萼呈花冠状，萼管细长，上部扩大成喇叭状
叶	叶片卵形或卵状三角形，长3~15厘米，宽2~9厘米，具柄，全缘
果实	果实卵形，黑色，种子内藏丰富的白色粉质胚乳

注意事项

孕妇忌服。

野外认采草药彩色图鉴

酢浆草

科属 酢浆草科酢浆草属。

别名 黄花酢浆草，酸酸草，三叶酸。

产地 全国各地均有分布。

性味归经 味酸，性凉。入大肠、小肠经。

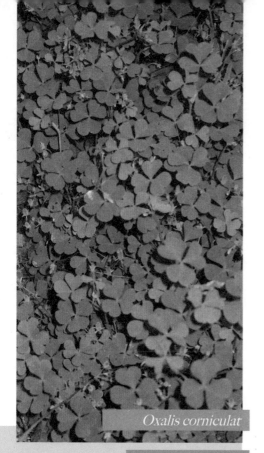

Oxalis corniculat

采集与使用

采集加工： 全年可采，夏秋季最佳。洗净，鲜用或晒干备用。

药用部分： 全草。

功效用途： 清热利湿，解毒消肿，凉血散瘀。用于治疗痢疾，腹痛，小便不利，尿血，神经衰弱失眠，荨麻疹，咽喉肿痛，丹毒，痈肿疔疮等。

使用方法： 水煎服；外用，捣烂敷患处。

注意事项

胃酸多者及孕妇慎用。

形态特征

多年生伏地草本。茎纤细，节上生根。叶互生，具长柄，掌状3小叶，叶片呈倒心形。先端凹入，基部宽楔形，边缘具贴伏毛。花1朵或数朵集合成伞形花序，腋生。小苞片线形，花瓣黄色，5瓣。蒴果圆柱形，成熟后裂开，种子弹出。

辨别要点

	酢浆草
花	花单生或数朵集为伞形花序，具梗，小苞片2个，黄色花瓣长圆状倒卵形，5瓣色
叶	基生叶和茎生叶互生，小叶3枚，倒心形，长5~10毫米
果实	蒴果长圆柱形，具5棱，种子褐色

野外认采草药彩色图鉴

紫万年青

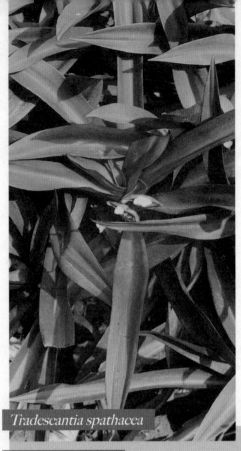

Tradescantia spathacea

科属 鸭跖草科紫露草属。

别名 蚌兰，紫兰。

产地 广东、广西、福建等地。

性味归经 味苦，性寒。入肝、肾、入大肠经。

形态特征

多年生草本。茎粗而短，不分枝。叶片阔剑形，先端渐尖，基部鞘状。嫩脆多汁易断，根部抱茎，叶上面绿色，下面紫色。花白色，腋生，藏在两片蚌壳状肉质的苞片内。苞片淡紫色，花似蚌状，故称蚌花。蒴果开裂。

采集与使用

采集加工： 全年可采集，鲜用或晒干备用。

药用部分： 叶。

功效用途： 清热化痰，凉血止痢，散瘀，止血。用于肺燥咳嗽，百日咳，痢疾，淋巴结核，尿血，劳伤吐血，肺炎热咳等。

使用方法： 水煎服；外用，鲜品捣敷。

辨别要点

	紫万年青
花	花多数，白色，藏于苞片内，苞片淡紫色，呈蚌壳状，大而压扁
叶	叶互生而紧贴，先端渐尖，基部鞘状，上面绿色，下面紫色
果实	蒴果 2~3 室，室背开裂

注意事项

气虚之人勿服用；失血症忌用。

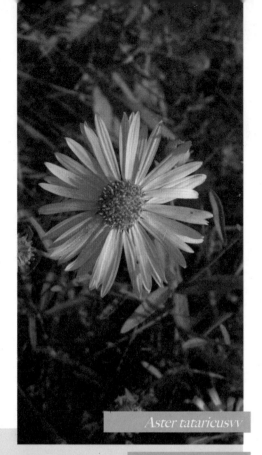

Aster tataricusvv

紫菀

科属 菊科紫菀属。

别名 青菀，紫蒨。

产地 黑龙江、吉林、辽宁、河北、河南、安徽等。

性味归经 味辛、苦，性温。入肺经。

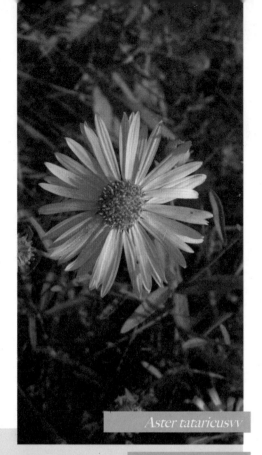

形态特征

多年生草本。根茎短，多须根。茎直立，基部常生不定根，疏被粗毛。基生叶在花期脱落，叶片呈长圆状或椭圆状匙形。茎生叶互生，叶片狭长椭圆形或披针形。头状花序，花序梗长，花多数。总苞片3层，线状披针形。舌状花蓝紫色，管状花黄色。瘦果扁平，冠毛白色或淡褐色。

采集与使用

采集加工： 春秋二季采挖，除去有节的根茎、泥沙，晒干。

药用部分： 根和根茎。

功效用途： 化痰止咳，润肺，下气。用于咳喘痰多，劳嗽咯血，喉痹，小便不利等。

使用方法： 水煎服。

注意事项

有湿热者忌服。

辨别要点

	紫菀
花	总苞半球形，舌状花花冠先端3裂，管状花先端5齿裂
叶	基生叶带柄长20~50厘米，茎生叶较小
果实	瘦果倒卵状长圆形，长约3毫米蒴果长圆柱形，具5棱，种子褐色

野外认采草药彩色图鉴

掌叶大黄

科属 蓼科掌叶大黄。

别名 黄良，火参，锦纹大黄。

产地 主产于甘肃，四川，陕西，湖北地也有生产。

性味归经 味苦，性寒。入脾、胃、大肠、肝、心经。

形态特征 多年生高大草本。根和根状茎木质，粗壮。叶片通常掌状半5裂，长和宽相近，顶端窄渐尖，基部近心形。圆锥花序，小花紫红色或黄白色，花被片有6片，内轮比外轮大。果实矩圆状椭圆形，两端下凹，有翅。种子宽卵形，棕黑色。

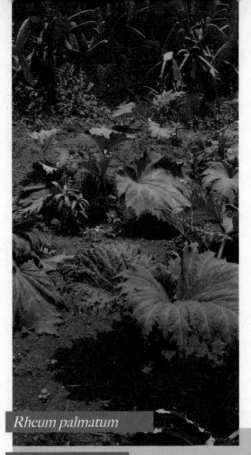

Rheum palmatum

采集与使用

采集加工： 秋末茎叶枯萎或次年春天枝叶发芽前采挖，除去须根，刮掉外皮，切块，晒干。

药用部分： 根及根茎（即大黄）。

功效用途： 清热泻火，泻下攻积，解毒凉血，利湿退黄。用于大便秘结，胃肠积滞，咽喉肿痛，湿热泻痢，湿热黄疸，肠痈腹痛，跌打损伤，淋证，外治烧烫伤。

使用方法： 水煎服；外用，研末调敷。

注意事项

❶ 脾胃虚弱者慎用；孕期、月经期、哺乳期忌用。

❷ 除掌叶大黄外，唐古特大黄和药用大黄的根及根茎也作药材大黄入药。

辨别要点

	掌叶大黄	药用大黄
花	小花紫红色或黄白色，花被片有6片，内轮比外轮大	花绿色到黄白色，花被片6片，内外轮近等大
叶	叶片通常掌状5裂，长和宽相近	基生叶叶片近圆形，掌状浅裂，裂片大齿状三角形

槐

科属 豆科槐属。

别名 金药树，豆槐，国槐。

产地 全国大部分地区均有分布，主产于河北、山东、河南、江苏等地。

性味归经 味苦，性微寒。入肝、大肠经。

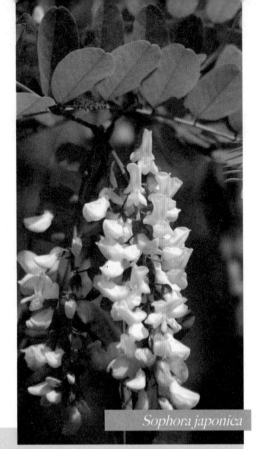

Sophora japonica

采集与使用

采集加工： 夏季花开放或花蕾形成时采收，除去枝叶、花梗，晒干。

药用部分： 花和花蕾。

功效用途： 凉血止血，清肝泻火。用于便血，衄血，吐血，痔疮出血，崩漏，头痛眩晕等。

使用方法： 水煎服；外用，研末调敷患处。

注意事项

脾胃虚寒，阴虚发热者慎用。

形态特征

落叶乔木。树皮灰褐色，具不规则纵裂纹。单数羽状复叶，叶柄基部膨大，托叶形状多变。小叶7~15枚，纸质，叶片呈卵状长圆形。先端渐尖，具小尖头，基部近圆形。圆锥花序顶生。花冠白色或淡黄色，旗瓣具紫色脉纹。荚果串珠状，黄绿色，成熟后不开裂。

辨别要点

	槐
花	小苞片2枚，花冠蝶形，白色或淡黄色
叶	小叶长2.5~6厘米，宽1.5~3厘米，先端具小尖头，上面绿色，下面灰白
果实	种子卵球形，淡黄绿色

野外认采草药彩色图鉴

蒺藜

科属 蒺藜科蒺藜属。

别名 硬蒺藜，刺蒺藜，白蒺藜。

产地 全国各地均有分布，主产于河南、河北、山东、安徽等地。

性味归经 味辛、苦，性微温，有小毒。入肝经。

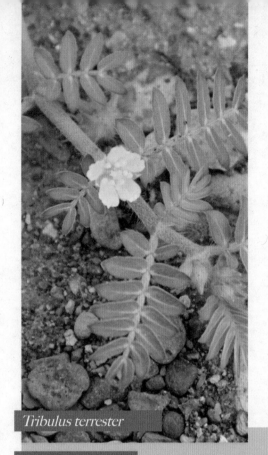

Tribulus terrester

形态特征

一年生草本。茎匍匐地面，多分枝，全株被柔毛。羽状复叶，小叶对生，小叶片呈长椭圆形，先端锐尖或钝，全缘。花单生于叶腋，萼片宿存，花瓣黄色，5片。果有分果瓣5瓣，硬，中部边缘有锐刺。

辨别要点

	蒺藜	大花蒺藜
茎	匍匐地面，多分枝	在地面匍匐或直立，老枝有节，具沟槽
花	花梗比叶短，花瓣黄色，5片	花梗与叶近等长，花瓣倒卵状长圆形，
叶	小叶长5~10毫米，宽2~5毫米，长椭圆形，先端锐尖	小叶长6~15毫米，宽3~6毫米，长圆形，先端圆钝

采集与使用

采集加工： 秋季果实成熟时割取全株，晒干，打下果实，去杂质。

药用部分： 成熟果实。

功效用途： 活血祛风，平肝解郁，明目止痒。用于胸胁胀痛，头痛晕眩，风疹，皮肤瘙痒，乳闭乳痈等。

使用方法： 水煎服，或入丸散；外用，煎水洗或研末调敷。

注意事项

血虚者忌服；孕妇忌服。

野外认采草药彩色图鉴

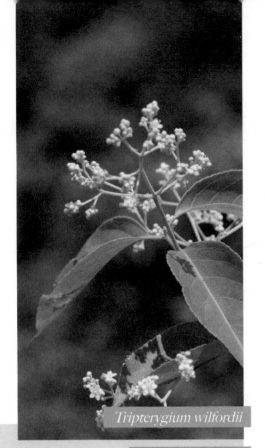

Tripterygium wilfordii

雷公藤

科属 卫矛科雷公藤属。

别名 黄藤根，水莽草，黄藤木。

产地 浙江、安徽、广东、福建、云南等。

性味归经 味苦、辛，性寒；有大毒。入肝、脾经。

形态特征

藤状灌木。小枝棕红色，具细棱，被皮孔和短毛。单叶互生，具柄，叶片呈椭圆形或宽卵形，先端尖，基部近圆形，边缘有细锯齿。聚伞状圆锥花序，顶生或腋生，通常3~5分枝。小花白绿色，萼片5裂，先端急尖，花瓣椭圆形。蒴果长圆形，具膜质翅。

采集与使用

采集加工： 夏秋二季采收，除去根皮，晒干。

药用部分： 根（去皮）。

功效用途： 祛风除湿，解毒，杀虫。用于风湿痹痛，风湿性关节炎，皮肤发痒，顽癣，疔疮肿毒等。

使用方法： 外用，捣烂敷患处。

注意事项

本品有毒，皮部及茎、叶毒性尤其大，应除净皮部及相应的非药用部位。孕妇禁用。

辨别要点

	雷公藤
花	花序梗长1~2厘米，小花白绿色，直径约5毫米
叶	叶长4~7.5厘米，宽3~4厘米，上面绿色，下面淡绿色，叶脉上疏生锈色柔毛
果实	种子细圆柱状，黑色

蒲公英

科属 菊科蒲公英属。

别名 黄花地丁，蒲公。丁，婆婆丁。

产地 全国大部分地区均产，主产于河北、山东、河南等地。

性味归经 味苦、甘，性寒。入肝、胃经。

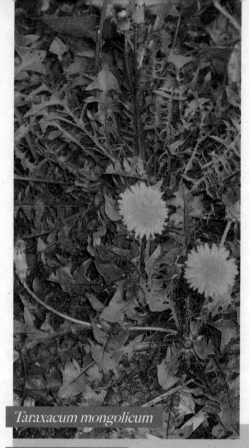

Taraxacum mongolicum

形态特征

多年生草本，具白色乳状汁液。叶基生，多伏地，叶片披针形。先端尖或钝，边缘有浅裂或羽状分裂，基部渐狭，下延成柄状。花茎1至数条，上部紫红色，每条顶生头状花序。舌状花黄色，总苞片多层，内面一层较长。瘦果长椭圆形，先端有喙，具白色冠毛。

采集与使用

采集加工： 春至秋季开花时采挖，除去杂质，洗净，晒干。

药用部分： 全草。

功效用途： 清热解毒，利湿通淋，消痈散结。用于热淋涩痛，湿热黄疸，目赤咽痛，痈肿疔毒等。

使用方法： 水煎服。

辨别要点

	蒲公英
茎	葶1个至数个，上部紫红色，密被白色长柔毛
叶	叶片呈披针形，基部渐狭成叶柄，叶柄和主脉带红紫色，边缘浅裂或羽状分裂
果实	瘦果长椭圆形，暗褐色，白色冠毛，随风飘荡好像小降落伞

注意事项

❶ 用量过大容易引起缓泻。

❷ 碱地蒲公英和同属数种植物的干燥全草也作药材蒲公英入药。

野外认采草药彩色图鉴

蓍草

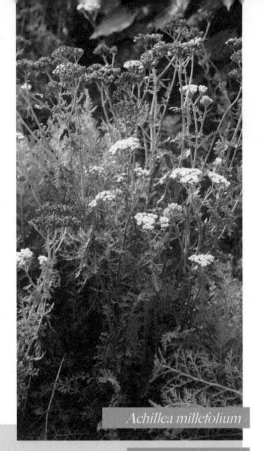

Achillea millefolium

科属 菊科蓍属。

别名 一支蒿，锯齿草。

产地 分布于我国东北、华北、宁夏、甘肃等地。

性味归经 味苦、酸，性平。入肺、脾、膀胱经。

形态特征

多年生草本。根茎匍匐，茎直立，通常被白柔毛。叶无柄，叶片呈条状披针形，羽状浅裂或深裂。先端锐尖，边缘具不等长的缺刻状锯齿。头状花序，花多数，密集成伞房状。舌状花白色，舌片近圆形。管状花淡黄色或白色，具腺点。瘦果矩圆形，淡绿色。

采集与使用

采集加工： 夏秋二季花开时采收，除去杂质，晒干。

药用部分： 地上部分。

功效用途： 祛风止痛，活血，解毒。用于风湿痹痛，感冒发热，血瘀经闭，热淋热痛，肠痈腹痛，湿热带下，虫蛇咬伤等。

使用方法： 水煎服；外用，煎水洗或捣敷。

注意事项

孕妇忌服。

辨别要点

	蓍草
花	花密集，总苞片覆瓦状排列，舌状花白色
叶	叶片呈条状披针形，长5~7厘米，宽1~1.5厘米，羽状全裂，裂片具小尖头
果实	果实长约2毫米，有淡白色边肋

鼠麴草

科属 菊科鼠麴草属。

别名 白头草，鼠曲草，清明菜。

产地 分布于我国华北、华南、西南等地区，主产于江苏、浙江、福建。

性味归经 味甘，性平。入肺经。

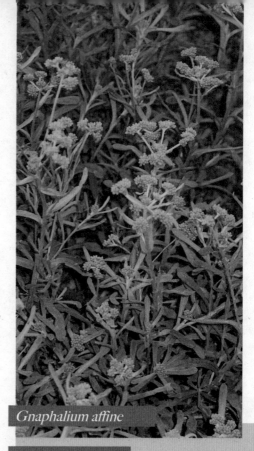

Gnaphalium affine

形态特征 一年或二年生草本。茎直立，基部常分枝，全株密被白色柔毛。单叶互生，下部叶片匙形，上部叶为匙形至线形，先端圆钝具尖头，基部抱茎。头状花序顶生，花黄色，密集成伞房状，边缘为雌花，花冠丝状；中央为两性花，花冠筒状。瘦果椭圆形，有黄白色冠毛。

采集与使用

采集加工： 春夏间开花时采集，洗净，鲜用或晒干用。

药用部分： 全草。

功效用途： 润肺调中，镇咳平喘，降血压，祛风湿。用于感冒咳嗽，肺热咳喘，气喘，慢性支气管炎，高血压，风湿腰腿痛，蚕豆病，跌打伤，蛇咬伤等。

使用方法： 水煎服；外用，鲜品捣烂敷患处。

辨别要点

	鼠麴草
花	总苞球状钟形，金黄色，总苞片3层，花多数，排列成伞房状
叶	叶片长2~6厘米，宽3~10毫米，先端具小尖头，两面被白色绵毛
果实	瘦果有乳头状突起，冠毛黄白色，易脱落

注意事项

不可过量服用，否则会损害视力。

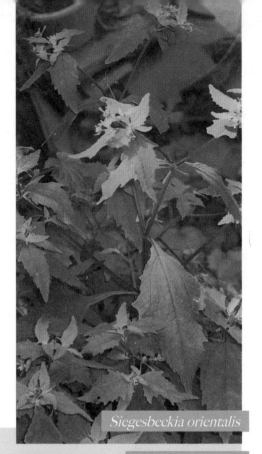

Siegesbeckia orientalis

豨莶草

科属 菊科豨莶属。

别名 风湿草，豨莶，希仙，虎莶。

产地 全国大部分地区均产。

性味归经 味辛、苦，性寒。入肝、肾经。

形态特征

一年生草本。茎直叉状分枝，紫红色，密被灰白色短毛。单叶对生，基部叶在花期会枯萎，中部叶卵状披针形或三角状卵圆形，边缘有规则浅裂或粗齿。上部叶渐小，卵状长圆形。头状花序多聚生于枝端，总苞阔钟状，花黄色。瘦果倒卵形，具4棱，顶端有突起。

采集与使用

采集加工： 夏秋二季在花开前或花开期采集，鲜用或晒干备用。

药用部分： 干燥地上部分。

功效用途： 清热解毒，祛风湿，通经络。用于风湿疼痛，筋骨不利，皮肤风疹，半身不遂，疮痈，湿热黄疸，腰膝无力，高血压病等。

使用方法： 水煎服；外用，煎水洗。

注意事项

用量不宜过大，无风湿者慎用。

辨别要点

	豨莶草	腺梗豨莶
叶	中部叶卵状披针形或三角状卵圆形，边缘有规则浅裂或粗齿	中部叶片卵圆形或卵形，边缘具尖头状规则或不规则的粗齿
花	头状花序较小，排列成具叶的圆锥花序	头状花序较大，排列成松散的圆锥花序

酸浆

科属 茄科酸浆属。

别名 锦灯笼，挂金灯，苦蘵。

产地 全国大部分地区均有分布，以东北、华北产量大。

性味归经 味苦，性寒。入肺经。

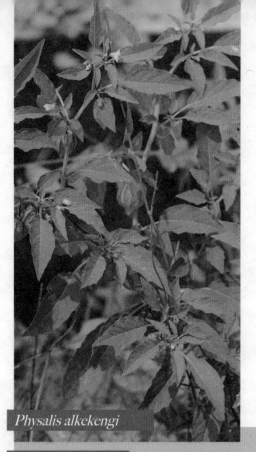

Physalis alkekengi

形态特征

多年生草本。茎高约40~80厘米，基部略带木质。叶互生，叶片呈广卵形，顶端渐尖，两面被柔毛，边缘有不规浅裂。花单生于叶腋，花梗开花时直立，后向下弯曲。花萼阔钟状，后膨大为似灯笼状的浆果。花冠白色，辐状，裂片开展。浆果球形，橙红色，柔软多汁，有多数种子。

采集与使用

采集加工： 秋季果实成熟，宿萼呈红色或橙红色时采收，晒干。

药用部分： 宿萼或带果实的宿萼。

功效用途： 清热解毒，散结消肿，祛痰止咳，利尿通淋。用于感冒发热，咽喉肿痛，肺热咳嗽，小便不利，热淋涩痛等；外治湿疹，天疱疮。

使用方法： 水煎服；外用，捣敷患处。

辨别要点

	酸浆	毛酸浆
花	花冠白色，辐状，下垂	花冠淡黄色，喉部具紫色斑纹
叶	叶片呈广卵形，顶端渐尖，长5~15厘米，宽2~8厘米	叶片阔卵形，顶端急尖，长3~8厘米，宽2~6厘米
果实	浆果球状，橙红色	浆果球状，黄色或带紫色

注意事项

孕妇、产妇不可用；脾虚泄泻及痰湿者忌用。

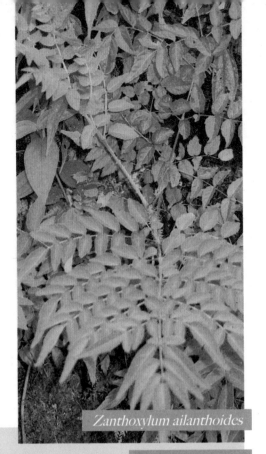

Zanthoxylum ailanthoides

椿叶花椒

科属 芸香科花椒属。
别名 红刺葱，食茱萸。
产地 我国东南部地区。
性味归经 味辛、苦，性温，小毒。入肺、肝、肾经。

形态特征

洛叶性乔木。树十有圆状凸出锐尖刺，嫩枝叶也有尖刺。小叶对生，羽状复叶，呈长椭圆状披针形，先端渐尖或尾尖，基部圆，边缘浅圆锯齿。夏季开淡绿色或淡白黄色小花，伞房状圆锥花序，顶生于枝端。蓇葖果近圆形，分果瓣红色，干后淡灰或棕灰色。种子棕黑色，有光泽。

采集与使用

采集加工： 秋季果实成熟时采果，晒干。

药用部分： 果实（即食茱萸）。

功效用途： 湿中，除湿，止痛，杀虫。用于脾胃虚寒，泄泻，冷痢，胃肠功能紊乱，疝痛，湿痹等。

使用方法： 水煎服，或入丸散；外用，捣敷或煎水洗。

注意事项

阴分不足无风湿者少用。

辨别要点

	椿叶花椒
花	多花，圆锥花序顶生，花冠淡绿色或淡白黄色，5 瓣
叶	羽状复叶互生，叶片为长椭圆状披针形，边缘有锯齿，小叶密布透明油腺，有芳香味
果实	蓇葖果近圆形，较小，分果瓣红色

野外认采草药彩色图鉴

薄荷

科属 唇形科薄荷属。

别名 绿薄荷，夜息花，南薄荷。

产地 我国各地均有分布。

性味归经 味辛，性凉。入肺、肝经。

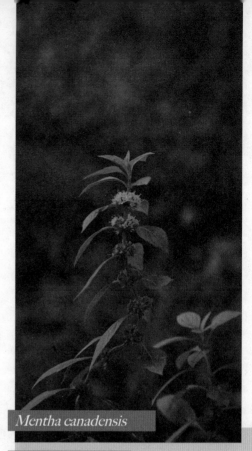

Mentha canadensis

形态特征

多年生草本。茎直立，绿色，具芳香味，下部数节有纤细的须根和水平匍匐根状茎。叶对生，叶片长圆状披针形，椭圆形或卵状披针形，疏锐锯齿缘。上面深绿色，下面灰绿色，有凹点状腺鳞。轮伞花序腋生，花萼钟状，5齿裂，花冠淡紫色。小坚果卵球形，具小腺窝，黄褐色。

采集与使用

采集加工： 夏秋二季茎叶茂盛时或花开至三轮时，在晴天，分次采割。晒干或阴干。

药用部分： 全草。

功效用途： 疏散风热，疏肝解郁，清利头目，利咽透疹，避秽气。用于风热感冒，温病初起，伤风咳嗽，咽喉肿痛，目赤，喉痹，胸胁郁闷等。

使用方法： 水煎服。

辨别要点

	薄荷
花	花梗纤细，花冠淡紫色，冠檐4裂，上裂片较大，其余裂片近等大
叶	叶片长2~7厘米，宽1~3厘米，具柄，边缘在基部以上疏生锯齿
茎	茎锐四棱形，具4槽，被微柔毛

注意事项

体虚多汗者不宜服用。

磨盘草

科属 锦葵科苘麻属。

别名 金花草，耳响草，唐挡草。

产地 我广东、云南、贵州、福建等地。

性味归经 味甘、淡，性凉。入肺、肾经。

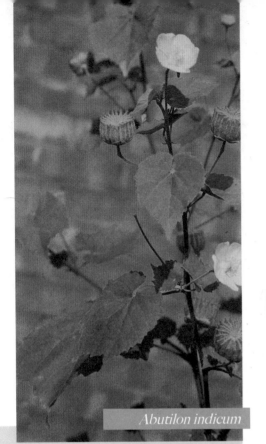

Abutilon indicum

形态特征

多年生灌木状草本。叶互生，具柄，叶片呈卵圆形，边缘具不规则粗锯齿，两面被星状柔毛。花单生于叶腋，花萼盘状，绿色。花黄色，花瓣倒卵形，5裂。蒴果似磨盘状，倒圆形，先端截形具短芒。种子肾形，被星状柔毛。

采集与使用

采集加工： 夏秋二季采集全草，洗净，切段，晒干备用。

药用部分： 全草。

功效用途： 疏风清热，化痰止咳，消毒解肿。用于感冒发热，中耳炎，咳嗽，咽炎，疮痈肿毒，跌打损伤等。

使用方法： 水煎服；外用，煎水洗或捣敷。

注意事项

孕妇忌用。

辨别要点

	磨盘草
花	花梗近顶端具节，花萼呈盘状，密被灰色柔毛，花冠黄色
叶	叶片呈卵圆形，具不规则锯齿，两面均被灰色星状柔毛
果实	蒴果倒圆形似磨盘，黑色，分果片15~20个，具短芒

野外认采草药彩色图鉴

薯蓣

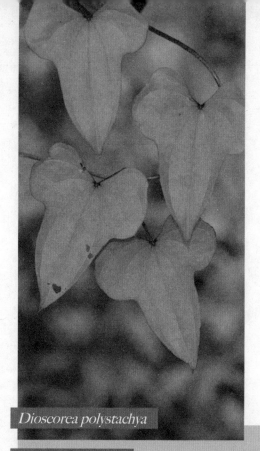

Dioscorea polystachya

科属 薯蓣科薯蓣属。

别名 淮山药，山芋，薯预。

产地 主产于河北、山西、河南等地。

性味归经 味甘，性平。入脾、肺、肾经。

形态特征

多年生缠绕草本。地下根茎肉质肥厚，呈长圆柱形，多须根，肉质脆，色白带有黏性。茎带紫红色，细长有棱线，光滑。叶对生或互生，稀3叶轮生。叶片形状多样，呈三角状卵形至三角状宽卵形。穗状花序，腋生，花被片有紫褐色斑点。蒴果三棱状扁圆形，被白粉，种子四周有膜质翅。

采集与使用

采集加工： 冬季采挖根茎，洗净，除去外皮和须根，晒干。

药用部分： 根茎。

功效用途： 益气养阴，补脾肺肾，固精止带。用于脾虚泄泻，虚热消渴，食少，虚汗，脾肾虚弱，泄泻，尿频，肺虚咳喘等。

使用方法： 水煎服，或研末吞服。

辨别要点

	薯蓣	参薯
花	雄花序较长，2~8个生于叶腋，呈"之"字状曲折	雄花序较短，呈"之"字状曲折，2朵至数朵花簇生
叶	叶片形状多样，呈三角状卵形至三角状宽卵形	叶片绿色或带紫红色，卵形至卵圆形，较大

注意事项 ———

湿盛中满者及有滞者不宜。

薏苡

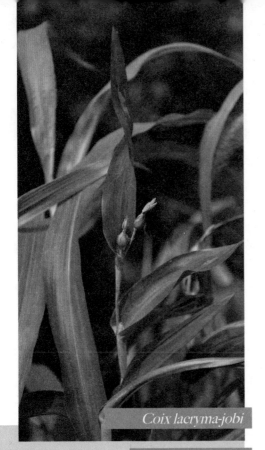

Coix lacryma-jobi

科属 禾本科薏苡属。

别名 薏苡仁，薏米，苡仁。

产地 全国大部分地区均产，主产于河北、福建、辽宁等地。

性味归经 味甘、淡，性凉。入脾、胃、肺经。

形态特征

一年生草本。秆直立，丛生，基部节上生根，多节，节上有分枝。叶片开展，长披针形，鞘状抱茎。中间叶脉明显，无毛。总状花序，腋生成束，直立或者下垂。雌小生在花序下面，总苞呈骨质念珠状。雄小穗位于花序上部。颖果包藏于球中空骨质总苞内。

采集与使用

采集加工： 秋季果实成熟时采割全株，晒干，打下果实，除去果壳，收集种仁。

药用部分： 成熟种仁（即薏苡仁）。

功效用途： 健脾除痹，利水除湿，清热排脓。用于小便短赤，水肿脚气，脾虚泄泻，肺痈，湿痹拘挛等。

使用方法： 水煎服。

注意事项

脾虚无湿者忌服；孕妇忌服。

辨别要点

	薏苡	水生薏苡
花	成束状直立或下垂，具长梗，雌小穗的总苞卵圆状	具短梗，雌小穗的总苞骨质，先端喙状
叶	叶片扁平宽大，基部圆形或近心形，中脉在下面隆起，通常无毛	叶片线状披针形，基部圆形，两面被柔毛，边缘粗糙

爵床

科属 爵床科爵床属。

别名 六角英，鼠尾癀，节节寒。

产地 山东、浙江、江西、湖北等地。

性味归经 味微苦，性寒。入肺、肝、膀胱经。

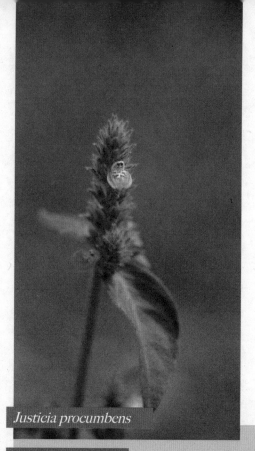

Justicia procumbens

形态特征

一年生草本。茎方形柔弱，基部呈匍匐状，被柔毛，节稍膨大。单叶对生，叶片呈椭圆形或广披针形，先端尖，基部宽楔形，全缘，具短柄。夏秋间开粉色小花，花冠二唇形，下唇3浅裂。蒴果为线形，被毛。种子呈卵圆形微扁，上面具瘤状皱纹。

采集与使用

采集加工： 夏秋间采集，洗净，鲜用或晒干用。

药用部分： 全草。

功效用途： 清热解毒，利尿消肿，截疟。用于感冒发热，咽喉肿痛，小儿疳积，跌打损伤，目赤，黄疸，腰酸痛，肾炎水肿，疟疾，痈疮疖毒等。

使用方法： 水煎服；外用，鲜品捣烂敷患处。

辨别要点

	薯蓣
花	穗状花序腋生或顶生，小苞片披针形，萼4裂，花冠为粉红色，二唇形
叶	叶片椭圆形或广披针形，长1.5~3.5厘米，宽2厘米左右，两面被毛
果实	蒴果线形，长约6毫米

注意事项

本品含有生物碱，脾肾虚寒者禁用，孕妇慎用。

翻白草

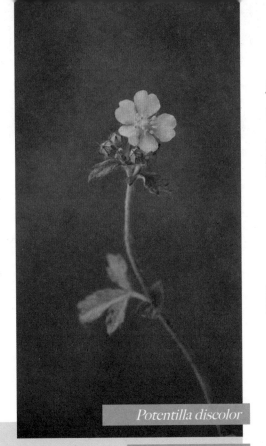

Potentilla discolor

科属 蔷薇科委陵菜属。

别名 叶下白，鸡爪参，翻白委陵菜。

产地 全国大部分地区均产，主产于山东，辽宁、安徽。

性味归经 味甘、微苦，性平。入肝、胃、大肠经。

形态特征

多年生草本。根粗壮，多分枝，下端呈纺锤状。茎直立上升，微向外倾斜，密被绵毛。基生叶丛生，单数羽状复叶。茎生叶较小，为三出复叶，顶生小叶无柄。小叶片长椭圆形或狭椭圆形，先端锐尖，基部楔形，边缘有锯齿。聚伞花序，萼5裂，花瓣黄色，倒卵形，顶端微凹。瘦果近肾形，光滑。

采集与使用

采集加工： 夏秋二季花开前采挖，洗净，晒干。

药用部分： 全草。

功效用途： 清热解毒，止血止痢。用于赤痢腹痛，久痢不止，痈肿疮毒，痔疮出血，衄血，便血等。

使用方法： 水煎服；外用，捣敷或煎水洗。

注意事项

脾胃虚寒者少用。

辨别要点

	翻白草
花	花黄色，数朵疏散排列成聚伞状，萼片宿存，绿色
叶	小叶片长2~6厘米，上面被柔毛，下面密被白色绵毛
果实	瘦果淡黄色，约1毫米

藜芦

科属 百合科藜芦属。

别名 黑藜芦，山葱。

产地 河北、山西、河南、山东、辽宁等地。

性味归经 味苦、辛，性寒；有毒。入肝、胃、肺经。

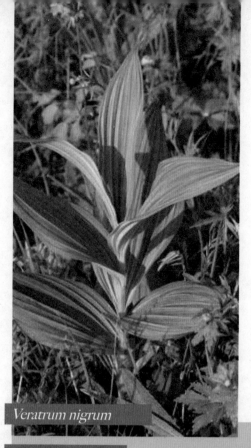

Veratrum nigrum

形态特征

多年生草本。根粗壮，带肉质，基部残存叶鞘呈纤维状。叶互生，叶片呈椭圆形、宽卵状椭圆形或卵状披针形，先端尖，两面被短毛。圆锥花序顶生，花紫黑色，总轴和枝轴密生白毛。花被片长圆形，开展或略反折。蒴果卵圆形，种子扁平。

采集与使用

采集加工： 夏季花茎抽出前采挖根部，洗净，晒干。

药用部分： 根及根茎。

功效用途： 涌吐风痰，杀虫疗癣。于喉痹不通，中风癫痫，久疟，头痛，恶疮，疥癣等。

使用方法： 入丸散；外用，研末调敷。

辨别要点

	藜芦
花	花序上的花密集，紫黑色，花被片6枚，长圆形，先端钝，基部渐狭
叶	叶片较阔大，薄革质，长约22~25厘米，宽约10厘米，基部无柄，茎上部具短柄
果实	种子多数，扁平

注意事项

体虚气弱者及孕妇忌用。

瞿麦

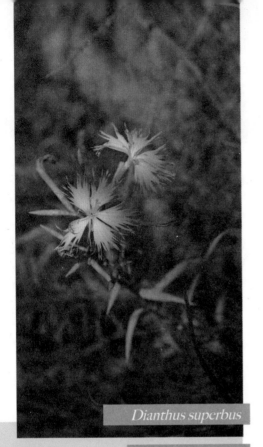

Dianthus superbus

科属 石竹科石竹属。

别名 石竹子花，山瞿麦，洛阳花。

产地 全国大部分地区均有分布，主产于河北、河南、辽宁、湖北、江苏等地。

性味归经 味苦，性寒。入心、小肠经。

形态特征

多年生草本。茎直立，丛生，上部有分枝。叶对生，叶片呈线状披针形，先端渐尖，基部抱茎。花1~2朵多生于枝顶，花萼圆筒形，淡紫红色，萼齿披针形。花瓣5枚，淡红色或带紫色，少白色。蒴果长圆形，种子黑色，有光泽。

采集与使用

采集加工： 夏秋二季花果期采收，除去杂质，晒干。

药用部分： 地上部分。

功效用途： 利尿通淋，活血通经。用于血淋，石淋，热淋，小便不通，经闭瘀阻，水肿等。

使用方法： 水煎服，或入丸散；外用，研末调敷。

注意事项

孕妇忌服。

辨别要点

	瞿麦
花	花瓣宽倒卵形，基部有长爪，淡红色或带紫色
叶	叶片长5~10厘米，线状披针形，中脉明显，基部合生呈鞘状，全缘，两面无毛
果实	蒴果顶端4裂，与宿萼近等长

藤三七

科属 落葵科落葵薯属。

别名 洋落葵，落葵薯。

产地 原产于巴西，我国云南、四川、台湾等地均有分布。

性味归经 味微苦，性温。入肝、肾经。

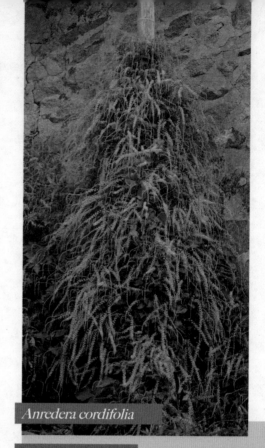

Anredera cordifolia

形态特征 肉质藤本。根状茎粗壮，茎为紫色。叶互生，肉质，折断有黏液。叶片卵圆形，基部心形，全缘。腋生，有瘤状珠芽块。总状花序，多花，下垂。花被片卵形或椭圆形，白色。花芳香，渐变为黑色，通常不孕。

采集与使用

采集加工： 全年采珠芽，洗净，鲜用或切片晒干用。

药用部分： 珠芽。

功效用途： 补虚，强腰膝，活血散淤。用于腰膝酸痛，内郁伤，筋骨拘挛麻痹，风湿痛，病后身体虚弱等。

使用方法： 水煎服，或用鸡肉、瘦肉炖服；外用，捣敷。

辨别要点

	藤三七
花	总状花序，多花，花序轴下垂，苞片较小，宿存，花被片白色，后渐变为黑色
叶	叶片肉质，具短柄，呈卵形至近圆状，顶端急尖，基部圆形或心形，腋生珠芽
果实	果实未见

注意事项

孕妇不宜服用，不宜过量。

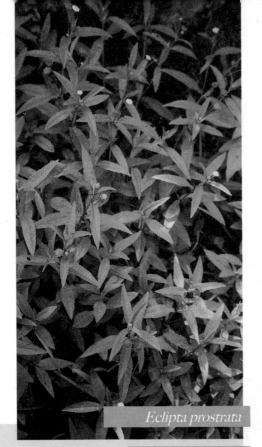
Eclipta prostrata

鳢肠

科属 菊科鳢肠属。

别名 墨旱莲，旱莲草，莲子草。

产地 我国各个省区均有分布。

性味归经 味甘、酸，性寒。入肝、肾经。

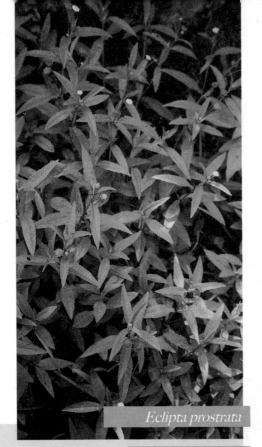

形态特征

一年生草本。全株粗糙有粗毛，枝茎红褐色。叶对生，叶片圆状披针形或披针形，无柄或具短柄，近全缘或有细锯齿，两面被硬糙毛。头状花序腋生或顶生，总苞球状钟形，总苞片排成2层，外层稍短于内层。花冠白色，管状，顶端4裂。瘦果椭圆形而扁，暗褐色。

采集与使用

采集加工： 夏秋季开花时采集。洗净，晒干或阴干备用。

药用部分： 全草（地上部分）。

功效用途： 滋补肝肾，凉血止血。用于须发早白，头晕目眩，肝肾阴虚，腰膝酸软，衄血，尿血，崩漏，外伤出血。

使用方法： 水煎服，或入丸散。

注意事项

寒泻、虚寒者忌服。

辨别要点

	鳢肠
茎	茎圆柱形，有纵棱，自基部分枝，被贴生糙毛
花	头状花序，有细花序梗，花序似莲蓬状，因此被称为旱莲草
果实	瘦果扁椭圆形，上面有小瘤状突起